W0058392

ro
ro
ro

ro
ro
ro

Rauchen erlaubt! Mit diesem Buch müssen Sie sich nicht zwingen, mit dem Rauchen aufzuhören. Sie lernen, wie Sie Ihr Rauchbedürfnis – das nach Überzeugung des Autors übrigens keine körperliche Sucht ist! – Schritt für Schritt auflösen, ohne Angst vor Nebenwirkungen haben zu müssen. Werden Sie zum Nichtraucher, ohne dabei irgendetwas zu vermissen, und zwar für immer!

www.klopfen-gegen-rauchen.de

Dirk Treusch

Klopfen gegen Rauchen

Einfach aufhören

Energetische Psychologie praktisch

Herausgegeben von Dr. Michael Bohne

Rowohlt Taschenbuch Verlag

Hinweis:

Dieses Buch informiert über eine neue Stressreduktions- bzw. Psychotherapietechnik, die Energetische Psychologie, deren Stärke u.a. darin liegt, dass sie auch als Selbsthilfetechnik genutzt werden kann. Die beschriebenen Übungen haben sich in der Praxis als sicher und effektiv bewährt. Natürlich kann es immer passieren, dass das Klopfen nicht wirkt, da man bei der Selbstanwendung etwas nicht bedacht hat, man sich nicht auf den für das belastende Thema relevanten Aspekt eingeschwungen hat oder da eine vielschichtigere Problematik vorliegt, bei der die Klopftechnik als Selbsthilfeverfahren nicht mehr wirkt.

Wer mittels der beschriebenen Klopftechniken eigene Anliegen behandelt, tut dies natürlich auf eigene Verantwortung. Autor und Verlag beabsichtigen nicht, individuelle Diagnosen zu stellen oder dezidierte Therapieempfehlungen zu geben. Die hier beschriebenen Techniken und Übungen sind nicht als Ersatz für eine professionelle Behandlung bei gesundheitlichen Problemen oder größeren psychischen Störungen zu verstehen, sondern sollen es ermöglichen, erste eigene Anwendungserfahrungen mit den Klopftechniken zu machen.

Wer professionell Patienten oder Klienten mittels der Energetischen Psychologie behandeln möchte, sollte sich trotz der bisweilen einfach anmutenden Techniken unbedingt darin von einem erfahrenen Ausbilder schulen lassen.

Widmung:

Dieses Buch ist meinen besten Lehrern gewidmet: meinen Seminarteilnehmern und Klienten.

3. Auflage April 2013

Originalausgabe · Veröffentlicht im Rowohlt Taschenbuch Verlag, Reinbek bei Hamburg, Dezember 2008 · Copyright © 2008 by Rowohlt Verlag GmbH, Reinbek bei Hamburg · Lektorat Bernd Gottwald · Umschlaggestaltung ZERO Werbeagentur, München · (Foto-/Illustrationsnachweis: mauritius images; Jupiterimages; Titel-Illustration: Marcus Zimmermann) · Foto des Autors Lichtbildatelier Ursula Muhn, Darmstadt · Illustrationen Marcus Zimmermann, deluzi, Berlin, www.deluzi.de · Abbildungen S. 34, 42, 45 Dirk Treusch · Satz Quadraat (InDesign) bei Pinkuin Satz und Datentechnik, Berlin · Druck und Bindung CPI – Clausen & Bosse, Leck · Printed in Germany · ISBN 978 3 499 62411 7

Inhalt

Vorwort des Herausgebers

Mir war es ein besonderes Anliegen, das Buch «Klopfen gegen Rauchen» herauszugeben. Dies natürlich nicht zuletzt, da Raucher immer mehr unter Druck geraten sind und das öffentliche Rauchen vom Gesetzgeber immer mehr eingeschränkt wurde. Viele ehemalige Raucher berichten tatsächlich, dass ihnen die allerorten geltenden Rauchverbote das Raucherleben so schwer gemacht haben, dass sie die Anstrengung unternommen hätten, mit dem Rauchen aufzuhören. Doch leichter gesagt als getan. Umso mehr freue ich mich, mit Dirk Treusch einen Experten gefunden zu haben, der drei wesentliche Kriterien erfüllt, die in einem modernen Buch gegen das Rauchen berücksichtigt werden sollten. Er ist Experte für Hypnose, hat viel Erfahrung in der Behandlung von Rauchern, die zu Nichtrauchern werden wollen, und er hat viel Erfahrung in der Nutzung der Klopftechnik der Energetischen Psychologie, jener so hilfreichen Selbsthilfetechnik, die, obwohl sie möglicherweise noch ungewöhnlich anmutet, ein enormes Wirkpotenzial hat. Dirk Treusch hat es geschafft, die Komplexität des Themas Rauchen und «Nichtraucher werden» sehr klar und deutlich darzustellen. Die von ihm beschriebenen Erklärungen befriedigen den kritischen Geist, die Auswahl seiner Techniken überzeugt und ermöglicht «Noch-Rauchern», mit ein wenig Aufwand zu Nichtrauchern zu werden und dabei auch noch eine Menge über sich selbst und das, was uns Menschen steuert und bewegt, zu erfahren.

Ich wünsche Ihnen, liebe Leserinnen und Leser, liebe Noch-Raucherinnen und Noch-Raucher, viele neue Erkenntnisse und bin zuversichtlich, dass Ihnen das Buch behilflich sein wird, erfolgreich zur Nichtraucherin, zum Nichtraucher zu werden. Dem Buch und dem Autor wünsche ich viel Erfolg.

Dr. Michael Bohne

Der Herausgeber:

Dr. med. Michael Bohne ist Facharzt für Psychiatrie und Psychotherapie und einer der erfahrensten Experten für Energetische Psychologie in Deutschland. Er bildet Psychotherapeuten, Ärzte und Coaches in Prozessorientierter Energetischer Psychologie aus.

Mehr unter *www.dr-michael-bohne.de*

1 Gebrauchsanweisung

«Die Zigarette ist der vollendete Ausdruck eines vollkommenen
Genusses: Sie ist exquisit und lässt uns unbefriedigt.»
Oscar Wilde

Klopfen gegen Rauchen bedeutet Klopfen für Ihre persönliche Freiheit!
Die Anleitungen und Techniken in diesem Buch sollen Ihr Rauchbedürfnis nicht *unterdrücken*. Stattdessen werden Sie hier lernen, wie Sie
für immer wirklich frei vom Rauchen werden können. Für immer frei zu
sein bedeutet ganz ausdrücklich nicht, für immer das Rauchen zu vermissen, sondern es bedeutet, nie mehr das Bedürfnis nach einer Zigarette
zu haben und dabei nichts zu vermissen. Mit den Techniken aus diesem
Buch werden Sie keinerlei Ersatz für das Rauchen brauchen, Sie werden
also beispielsweise nicht zunehmen, weil Sie mehr essen müssen.

Dieses Buch ist so aufgebaut, dass Sie mit dem Rauchen aufhören
und für immer frei davon sein können, wenn Sie es wirklich wollen. Egal,
wie lange und wie viel Sie schon rauchen. Der Prozess wird Ihnen leichter
fallen, wenn Sie sich an diese einfachen Hinweise halten:

1. Lesen Sie dieses Buch von vorn bis hinten und überspringen Sie unter
   keinen Umständen ein Kapitel oder auch nur einen Absatz. Mein Konzept zur Rauchentwöhnung ist unter anderem deshalb seit langem so
   erfolgreich, weil es *nacheinander* zuerst den Verstand anspricht und
   das Rauchbedürfnis im Unbewussten erst dann vollständig auflöst,
   wenn der Verstand einverstanden ist.

2. Nachdem Sie Kapitel 2 und Kapitel 3 gelesen haben, werden Sie mit
   Ihrem Verstand eine wichtige Entscheidung treffen. Dies wird nicht
   die Entscheidung sein, sofort mit dem Rauchen aufzuhören, sondern
   die Entscheidung, die in diesem Buch beschriebenen Techniken zu
   nutzen, um Ihr Rauchbedürfnis *schrittweise und für immer* aufzulösen.

3. Kapitel 4 und 5 beinhalten eine schrittweise Anleitung zur effektiven
   Selbsthilfe. Wenn Sie diese Kapitel nur passiv lesen, ohne die Anleitungen zu befolgen, dann werden Sie keine Wirkung erleben. Diese

Anleitungen sind aus jahrelanger Erfahrung in der Praxis der Rauchentwöhnung entstanden. Wenn Sie sie genau befolgen, haben Sie die allerbesten Chancen, *für immer* frei vom Rauchen zu werden.

Ein persönliches Versprechen

Die meisten Raucher haben schon versucht aufzuhören, viele sogar mehrfach. Vielleicht gehören auch Sie dazu? Vielleicht hat es bei Ihnen sogar eine ganze Weile funktioniert, bis Sie dann wieder mit dem Rauchen anfingen. Ich weiß, wie das ist. Ich habe früher selbst geraucht. Und ich ahne, welche Gefühle Sie haben, wenn Sie ans Aufhören denken: Da ist die Angst, dass Ihnen etwas fehlen könnte. Und da ist die Angst, es wieder nicht zu schaffen. Wenn Sie dieses Buch Seite für Seite lesen, ist Ihnen der Erfolg so gut wie sicher. Und Sie lesen dieses Buch doch, um erfolgreich rauchfrei zu werden, nicht wahr?

Das Konzept in diesem Buch basiert auf meiner jahrelangen Erfahrung aus unzähligen Einzelsitzungen und Seminaren. Deshalb verzichte ich hier bewusst auf Verweise zu wissenschaftlichen Studien oder Theorien, die oft nur einen abstrakten und selten einen praktischen Wert haben. Das Konzept ist praxiserprobt und äußerst wirksam. Es wäre wünschenswert, wenn sich noch mehr Wissenschaftler mit der Erforschung der Frage befassen würden, warum genau diese Techniken so außerordentlich gut funktionieren.

Ich versichere Ihnen, dass Sie in diesem Buch die besten Techniken lernen, um Ihre Abhängigkeit wirklich zu heilen und für immer frei vom Rauchen zu werden. Und Sie können es alleine schaffen, ohne fremde Hilfe. Wenn Sie dies *wirklich* wollen, lesen Sie weiter.

2   Sie sind nicht drogensüchtig

«Wer den ersten Zug verpasst, bleibt Nichtraucher.»
Dr. phil. *Manfred Hinrich, deutscher Philosoph*

Als mein guter Freund Markus an Krebs erkrankte, war er 30 Jahre alt und damit genauso alt wie ich damals. Leider hatte Markus so viel Streit mit seiner Familie, dass er es niemandem erlaubte, ihn im Krankenhaus zu sehen, und so besuchten ihn nur sehr wenige Menschen. Als er dem Tod immer näher kam, war ich in jeder freien Minute bei ihm im Krankenhaus.

Markus war ein starker Raucher, und sein größter Wunsch war es, vor seinem Tod nochmals eine Zigarette rauchen zu können. Doch seine Organe begannen bereits zu versagen; er war ans Bett gefesselt und konnte sich kaum mehr bewegen. Also bat Markus die Krankenschwestern, ihn mit dem Rollstuhl auf den Balkon zu fahren, damit er noch einmal eine Zigarette rauchen könnte. Doch alle Schwestern erklärten, dass das zu gefährlich sei. Nur eine besonders freundliche Nachtschwester zeigte mir, wie ich Markus in einen Rollstuhl heben konnte. Dann ging sie aus dem Zimmer und meinte, wir könnten jetzt machen, was wir wollen, sie hätte nichts gesehen.

Für Markus war jede Bewegung mit unerträglichen Schmerzen verbunden und hätte sogar zum plötzlichen, sofortigen Tod führen können, weil die Krankheit schon so viel in seinem Körper zerstört hatte. Wir kämpften also eine ganze Weile, bis Markus endlich im Rollstuhl saß. Der Schlauch mit dem Sauerstoff blieb im Zimmer zurück, und ich schob ihn auf den Balkon, wo er seine letzte Zigarette rauchte.

Genau zwei Tage darauf starb Markus in meinen Armen. Danach rauchte ich eine Zigarette, denn auch ich war damals noch Raucher. Ich erinnere mich noch immer sehr genau an das Rauchbedürfnis, als ich diesen emotionalen Schmerz fühlte.

* * *

Einige Jahre später hatte ich aufgehört zu rauchen und entwickelte ein Konzept für Rauchentwöhnungen, denn ich wusste: Markus hätte nicht sterben müssen. Alle zehn bis fünfzehn Sekunden stirbt weltweit ein Mensch durch Rauchen. Mehr Menschen sterben dadurch als durch Verkehrsunfälle, Alkohol, Kokain, Heroin, Aids, Mord, Selbsttötung und Feuer zusammengerechnet.

Aber das wissen Sie sicher bereits, und ich werde diese Auflistung hier nicht weiterführen, denn ich habe den leisen Verdacht, dass in diesem Moment bei Ihnen das Bedürfnis, eine Zigarette zu rauchen, stärker wird ... ist es nicht so? Bei mir zumindest war es früher so: Als ich noch Raucher war, führte jede Erwähnung der Gefahr des Rauchens dazu, dass ich eher mehr rauchte als weniger. Als ich später mein erstes Konzept zur Rauchentwöhnung entwickelte, dachte ich noch, dass die Lösung ganz einfach sein müsste: Jeder Raucher muss diese furchtbaren Tatsachen verdrängen, um weiter rauchen zu können. Deshalb dachte ich, ich müsste nur diese Verdrängung verhindern, und der Raucher sei frei. Leider war es nicht so einfach.

Meine ersten Rauchentwöhnungen machte ich in Australien. Ich erzählte meinen Klienten die Geschichte von Markus. Dabei verschwieg ich ihnen kein Detail. Ich erzählte alles über den langsamen Krebstod, über die starken körperlichen und emotionalen Schmerzen und über die letzten Minuten des Lebens meines Freundes. Meine Klienten spürten, dass ich aus Erfahrung sprach. Als ich eines Tages bei einer Sitzung gerade die bildhafte Darstellung dieses schmerzhaften Erlebnisses beendet hatte, sagte meine Klientin hastig, als ich sie fragte, wie sie sich fühlt: «Darf ich ehrlich sein? Ich muss jetzt dringend eine Zigarette rauchen!», und lief schnell zur Tür, um sich draußen mit zittrigen Fingern eine Zigarette anzuzünden.

Verblüfft sah ich ihr nach. Und ich begann zu ahnen, dass ich in meinem damaligen Konzept etwas falsch gemacht hatte. Vielleicht wissen Sie, dass die meisten Staaten der Welt abschreckende Texte auf Zigarettenschachteln drucken lassen. In manchen Ländern sind es sogar Fotos von verfärbten Zähnen, Raucherbeinen und Krebstumoren. Ich war davon ausgegangen, dass der emotionale Schmerz, den solche Worte und

Bilder auslösen, Rauchern die Wahrheit vor Augen führt und ihnen damit hilft aufzuhören. Wenn Sie rauchen, dann ahnen Sie vielleicht bereits, dass diese Art der Abschreckung nicht funktioniert. Ich möchte Ihnen erklären, warum das so ist und wieso sie sogar das Gegenteil bewirken kann.

Wieso Abschreckung nicht funktioniert

Unser Unbewusstes ist der Ort, an dem unsere Emotionen entstehen, und Emotionen haben mit dem Verstand nicht viel zu tun. Wenn Sie sich zum Beispiel von einem potenziellen Partner oder einer Partnerin angezogen fühlen, dann können Sie nicht mit dem Verstand entscheiden, ob Sie diese Anziehung fühlen möchten oder nicht. Natürlich haben Sie die Freiheit, ob und wie Sie Ihre Gefühle nach außen zeigen, und Sie haben die Freiheit, Ihre Emotionen zu unterdrücken. Aber ob Sie *überhaupt* Gefühle haben oder nicht, das entscheiden Sie nicht mit dem Verstand. Ihr Unbewusstes entscheidet darüber, wann Sie welche Gefühle haben. Es folgt dabei bestimmten Regeln, es ist dazu programmiert, fast wie ein Computer. Wenn das Unbewusste bestimmte Reize wahrnimmt, erzeugt es bestimmte Gefühle. Und obwohl unser Unbewusstes sehr komplex ist, sind die Regeln für Emotionen oft erstaunlich einfach.

Das Rauchbedürfnis ist ein Gefühl, das wie alle anderen Gefühle vom Unbewussten und nicht etwa von Ihrem Verstand erzeugt wird. Mit Ihrem Verstand können Sie steuern, ob Sie sich Situationen oder Gedanken aussetzen, die Gefühle verstärken oder abschwächen. Sie können Ihren Verstand auch nutzen, um durch gezielte Gedanken Gefühle zu erzeugen, doch Sie können vom Unbewussten erzeugte Gefühle mit Ihrem Verstand nicht ohne weiteres «abschalten». Das Gefühl des Rauchbedürfnisses wird wie alle anderen Gefühle auch durch bestimmte äußere oder innere Reize ausgelöst, und in Ihrem Unbewussten gibt es Verknüpfungen zwischen bestimmten Reizen und Ihrem Rauchbedürfnis.

Wann erleben Sie dieses Rauchbedürfnis? Nach einem guten Essen? Beim Geruch oder Geschmack von frischem Kaffee? Wenn Sie sich mit

Freunden treffen? Während Arbeitspausen? Beim Telefonieren? Wenn Sie Stress empfinden? Wenn Sie emotionalen Schmerz erleben? Dies sind Beispiele für die Reize und Verknüpfungen, von denen ich im vorigen Absatz schrieb.

Diese Verknüpfungen haben Sie mit der Zeit unbewusst gelernt. Dass dies so ist, bemerken Sie daran, dass jemand, der noch nie in seinem Leben geraucht hat, bei denselben Reizen kein Rauchbedürfnis verspürt, bei denen Sie als Raucher zur Zigarette greifen. Er hat diese Verknüpfungen niemals gelernt.

Ich möchte Ihnen etwas verraten: Was man einmal gelernt hat, das kann man auch wieder «ent-lernen», denn Sie sind nicht als Raucher geboren, garantiert! Wenn Sie als Raucher geboren worden wären, dann wäre unsere Erde kein blauer Planet, sondern ein grauer Planet. Ihre Lungen wären auf das Einatmen von Rauch vorbereitet, und statt des ersten tiefen Atemzugs nach Ihrer Geburt hätten Sie einen tiefen Zug aus einer Zigarette genommen.

Jede Situation, in der Sie ein Rauchbedürfnis erleben, ist mit einem bestimmten Gefühl verbunden: Zum Beispiel Genuss, soziale Gemeinschaft, Nervosität, Stress, Langeweile oder gar emotionaler Schmerz. Alle diese Gefühle sind bei einem Raucher mit dem Rauchbedürfnis verknüpft. Manche Gefühle sind positiv, andere eher negativ, doch alle lösen ein Rauchbedürfnis aus. Dabei ist es nicht das Gefühl von Genuss, das das größte Rauchbedürfnis auslöst, sondern das Gefühl von Stress. Stellen Sie sich einmal folgende Situation vor: Sie sind alleine zu Hause. Das Telefon klingelt, und ein Freund berichtet Ihnen, dass einem Menschen, der Ihnen sehr nahesteht, etwas zugestoßen ist. Er bittet Sie, eine halbe Stunde zu warten, bis er bei Ihnen ist und Sie abholen wird. Sie legen den Telefonhörer auf. Sie sind alleine und müssen warten. In einer solchen Situation sind emotionaler Schmerz, Angst und Verzweiflung übermächtig spürbar. Vor Ihnen auf dem Tisch liegt ein Päckchen Zigaretten Ihrer Lieblingsmarke und ein Feuerzeug. Wie stark ist Ihr Rauchbedürfnis in diesem Augenblick in Prozent?

Exraucher und Nichtraucher

Viele Raucher, die sich monatelang dazu gezwungen haben, nicht zu rauchen und sich als «Nichtraucher» bezeichnen, würden in einer solchen Extremsituation mit nahezu 100-prozentiger Wahrscheinlichkeit zur Zigarette greifen. Und es bleibt praktisch nie bei dieser einen Zigarette. Die Wahrscheinlichkeit, nach einem einzelnen Aufhörversuch mit reiner Willenskraft, also ohne begleitende Behandlung, für den Rest des Lebens Nichtraucher zu bleiben, liegt nach einer Zusammenfassung von über 600 wissenschaftlichen Studien mit rund 72 000 Teilnehmern der Universität von Iowa, USA, bei nur sechs Prozent. (Schmidt, F. L., & Viswesvaran, C. [1992]. A Meta-Analytic Comparison of the Effectiveness of Smoking-Cessation. Journal of Applied Psychology, 77 [4], 554–561.)

Stellen Sie sich vor: Nur sechs Prozent der Menschen haben eine so starke Willenskraft, dass sie bei einem solchen «Zwangs»-Aufhörversuch für den Rest ihres Lebens nie mehr rauchen. Wenn Sie zu den restlichen 94 Prozent gehören, Ihre eigene Willenskraft also durchschnittlich ist, dann werden Sie statistisch gesehen früher oder später wieder anfangen zu rauchen. Deshalb bezeichne ich Menschen, die sich zwingen, keine Zigarette zu rauchen, auch nicht als Nichtraucher. Ich bezeichne sie als «Ex-Raucher», denn eigentlich sind sie noch Raucher! Sie sind Raucher, die sich dauernd dazu zwingen, keine Zigarette in den Mund zu stecken. Und das kann auf Dauer nicht funktionieren.

Verstehen Sie mich nicht falsch: Solche «nicht rauchenden Raucher» haben meine Hochachtung, denn sie sind außergewöhnlich starke Menschen, die sicher auch andere außergewöhnliche Dinge im Leben erreichen können. Statistisch sind sie dennoch höchst rückfallgefährdet, denn sobald ihre emotionale Kraft nachlässt, wie es durch äußere Lebensumstände leicht passieren kann, fangen die meisten wieder zu rauchen an.

Sie brauchen also etwas anderes, etwas Wichtigeres als nur Ihre Willenskraft, um statt zu einem «nicht rauchenden Raucher» zum freien Nichtraucher zu werden. Wenn Sie alle Ressourcen (innere Fähigkeiten) haben, die Sie benötigen, dann werden Sie mit Sicherheit erfolgreich sein. Ich weiß aus Erfahrung, welche Ressourcen Sie neben Ihrer Willenskraft benötigen, und Sie werden sie alle in diesem Buch finden. Sie können jedoch nur dann wirklich einen Nutzen aus diesen Ressourcen ziehen, wenn Sie das Buch systematisch von vorn bis hinten durcharbeiten und wenn Sie sich für die praktischen Übungen so viel Zeit nehmen, wie Sie persönlich benötigen. Sie werden selbst spüren, wann Sie bereit sind aufzuhören. Vielleicht ist es in drei Tagen, vielleicht in zwei Wochen, vielleicht in sechs Monaten. Wenn Sie dieses Buch systematisch nutzen, können Sie es auf jeden Fall erreichen!

Ein weiterer wichtiger Punkt: Solange Sie mit diesem Buch arbeiten, schränken Sie Ihre Menge an Zigaretten nicht mit Willenskraft ein! Aus gesundheitlichen Gründen wäre natürlich jede Einschränkung zu begrüßen, und sicher sollten Sie auch den Anweisungen Ihres Arztes folgen. Doch aus psychologischer Sicht werden Sie mehr Erfolg haben, wenn Sie sich zu nichts zwingen, sondern sich die nötige Zeit nehmen, um wirklich frei zu werden. Denn wenn Sie sich zwingen, zum Beispiel nur noch eine bestimmte Anzahl Zigaretten am Tag zu rauchen, dann bekommt die Zigarette sogar eine noch größere Bedeutung für Sie: Ihre Gedanken drehen sich dann noch mehr um die nächste Zigarette, und das vollständige Aufhören wird dadurch sogar schwerer. Manche Menschen schaffen es, mit Willenskraft ihren Konsum bis auf eine Zigarette am Tag zu reduzieren, aber der Schritt auf keine Zigarette – nie mehr! – fühlt sich unüberwindlich an. Mein persönlicher Rat ist also: Rauchen Sie, so viel Sie möchten, solange Sie dieses Buch lesen – außer natürlich, Ihr Arzt empfiehlt Ihnen wegen einer Erkrankung etwas anderes.

Die Illusion des Gelegenheitsrauchers

Ich muss Ihnen eine Illusion nehmen, die Sie vielleicht bis jetzt noch haben: Sie können nicht zu einem «Gelegenheitsraucher» werden. Der Grund dafür ist einfach: Alle Raucher, die ich kenne (und das sind aufgrund meines Berufs sehr viele), die aufgehört hatten und dachten, sie könnten Gelegenheitsraucher werden, sind es auch geworden: Sie rauchen wieder, und zwar bei jeder Gelegenheit! Ich würde Ihnen von Herzen gönnen, dass Sie Gelegenheitsraucher werden können, wenn Sie es genießen. Doch es ist unmöglich! Wenn Sie diesen Gedanken haben, dann werden Sie nicht erfolgreich für immer frei werden.

Sicher gibt es einige wenige Exraucher, denen es gelungen ist, offensichtlich zu nicht abhängigen Gelegenheitsrauchern zu werden. Wieso bestehe ich also darauf, dass es nicht möglich ist? Weil es so wahrscheinlich ist, dass Sie nicht dazugehören werden, dass ich es als sicher bezeichnen kann. Wenn Sie sich auch nur im Geringsten die Illusion machen, dass Sie Gelegenheitsraucher werden können, dann nehmen Sie sich selbst die Chance auf Erfolg.

★ ★ ★

Sie wissen jetzt, dass sowohl positive als auch negative Gefühle direkt mit dem Rauchbedürfnis verknüpft sind und dass Sie diese Verknüpfung nicht mit dem Verstand aufheben können, weil sie nicht im Verstand stattfindet. Wenn Ihr Rauchbedürfnis nur mit positiven Gefühlen verknüpft wäre, dann wäre das Aufhören relativ leicht. Jedoch ist für Raucher vor allem jede Art von negativen Gefühlen, und damit auch jede Art von Stress, mit dem Rauchbedürfnis verbunden. Auch Langeweile ist eine Form von Stress, denn Langeweile ist keine Erholung. Und je stärker eine emotionale Belastung ist, umso stärker wird das Rauchbedürfnis. Aus der Verknüpfung mit den negativen Gefühlen entsteht ein Teufelskreis.

Der unbewusste Teufelskreis

Auf der Station für Gefäß- und Lungenchirurgie des Frankfurter Nordwest-Krankenhauses sind 80 bis 90 Prozent der Patienten Raucher. Hier werden Raucherbeine amputiert und vom Krebs zerstörte Lungenflügel entfernt. Wenn es keine Raucher gäbe, könnte diese Station wahrscheinlich geschlossen werden. Als das Fernsehen vor einiger Zeit dort eine Reportage drehte, waren viele Patienten nicht auf ihren Zimmern zu finden: Sie standen im Treppenhaus bei den Aschenbechern und rauchten mit zittrigen Fingern, oft noch mehr Zigaretten als jemals zuvor. Es waren Menschen mit Raucherbein, Lungenkrebs und anderen Krankheiten, bei denen es nicht «fünf vor zwölf», sondern schon «eine Minute vor zwölf» war. Auch auf Stationen für Krebserkrankungen lassen sich ähnliche Szenen beobachten.

Aus psychologischer Sicht habe ich mich immer gefragt, was die innere Motivation für so viele Menschen sein kann, sich quasi «zu Tode zu rauchen». Wer etwas tut, womit er sich höchstwahrscheinlich umbringt (die Hälfte aller Raucher stirbt an den Folgen des Rauchens!), der müsste sich doch selbst töten wollen, oder? Doch Raucher rauchen nicht, um sich umzubringen. Eine andere psychologische Erklärung für die innere Motivation könnte sein, dass Raucher autoaggressiv sind, dass sie sich also selbst Schmerzen zufügen wollen, so wie Menschen, die sich die Arme oder das Gesicht aufritzen. Doch obwohl es autoaggressive Menschen gibt, die rauchen, sind Raucher natürlich normalerweise nicht autoaggressiv. Kurz gesagt: Raucher sind nicht psychisch krank! Und doch tun sie etwas, das sie mit sehr hoher Wahrscheinlichkeit umbringt.

Lesen Sie jetzt aufmerksam weiter, denn Sie erfahren den wahren Grund dafür, warum Sie es bisher nicht geschafft haben, für immer vom Rauchen frei zu werden.

★ ★ ★

In Ihrem Unbewussten ist die Verknüpfung zwischen Stress, emotionalem Schmerz und Rauchbedürfnis gespeichert. Doch Ihr Unbewusstes kann nicht unterscheiden, was genau die Ursachen für den Stress sind: Für eine solche Unterscheidung ist alleine Ihr Verstand zuständig. Ihr Unbewusstes nimmt einfach nur eine Emotion wahr und erzeugt die entsprechende Reaktion, zum Beispiel ein Rauchbedürfnis.

Ich möchte Ihnen ein Beispiel für diese «Arbeitsteilung» von Verstand und Unbewusstem geben. Kennen Sie Menschen, die weinen, wenn sie eine besonders rührende Situation erleben – selbst wenn es nur im Kino ist? Stellen Sie sich vor, ein solcher Mensch sitzt neben Ihnen im Kino und betrachtet dort Bilder auf einer Leinwand. Es handelt sich nur um buntes

Licht aus einem Projektor! Die Bilder sind nicht einmal dreidimensional. Und außerdem sind es Bilder von Schauspielern. Die Situationen im Kinofilm sind nicht echt, sondern gespielt, nach einem geprobten Ablauf. Und dennoch erleben viele Menschen im Kino ganz echte Gefühle. Wenn diese Gefühle mit bestimmten Reaktionen im Unbewussten verknüpft sind, wie zum Beispiel mit Weinen, dann fließen Tränen vor Rührung. Mit dem Verstand wissen wir genau, dass wir nur einen Kinofilm sehen und nicht die Realität erleben. Unser Verstand weiß dies zwar, doch unser Unbewusstes kann nicht unterscheiden, ob die Bilder echt sind oder künstlich: Die Gefühle werden erzeugt, als wäre der Film Realität.

Zu der Zeit, als Sie mit dem Rauchen anfingen, war es sehr wahrscheinlich weder für Ihr Unbewusstes noch für Ihren bewussten Verstand etwas, das Stress und Belastung erzeugte. Und für eine Weile blieb es auch so: Sie wollten rauchen, und Sie haben es getan. Doch eines Tages kam in Ihrem Verstand der Gedanke, dass Sie *eigentlich* damit aufhören sollten. In diesem Augenblick entstand bei Ihnen, zunächst unmerklich, ein gewisser Stress. Dieser Stress ist mit der Zeit stärker geworden und hat Sie, wenn Sie noch immer rauchen, bis heute nicht verlassen. Wenn Sie noch dazu erfolglose Versuche, das Rauchen zu lassen, unternommen haben, hat der Stress noch mehr zugenommen. Manchen Rauchern ist dieser Stress sehr bewusst, andere verdrängen ihn. Doch jeder Raucher, der eigentlich aufhören möchte oder auch nur ein wenig daran denkt, dass er aufhören sollte, erlebt diesen Stress.

Und genau hier beginnt ein Teufelskreis: Ihr Unbewusstes reagiert auf Stress mit einem Rauchbedürfnis. Dabei ist es völlig unerheblich, wie bewusst Ihnen dieser Stress ist. Und es ist unerheblich, wie Ihr Verstand diesen Stress bewertet. Je mehr Stress Ihr Unbewusstes wahrnimmt, umso mehr Rauchbedürfnis erzeugt es. Ihr Verstand mag einen logischen Zusammenhang zwischen Rauchbedürfnis und «äußerlichem» Stress sehen, wie er zum Beispiel auch im Beruf oder in Beziehungen entstehen kann. Ein Zusammenhang jedoch zwischen dem Stress, der direkt durch das Rauchen entsteht, und dem auch dadurch vermehrten Rauchbedürfnis erscheint für den Verstand unlogisch. Doch das Unbewusste arbeitet nicht mit der Logik des Verstandes. Es hat nur die Verknüpfung «Stress erzeugt Rauchbedürfnis» gespeichert, egal, welche Ursache dieser Stress hat. Denken Sie nochmals an die Raucher im Krankenhaus. Was ist der wahrscheinlich größte emotionale Stress, den ein Mensch in seinem Leben empfinden kann? Sicher ist es die akute Bedrohung des eigenen Lebens, die akute Lebensgefahr. Und der größte Stress erzeugt das größte Rauchbedürfnis!

Ein weiteres Beispiel: Stellen Sie sich vor, Sie hätten vor einiger Zeit leichte Beschwerden beim Atmen bemerkt. Sie gingen zum Arzt und wurden geröntgt. Auf dem Röntgenbild war ein unheilvoller Schatten auf Ihrer Lunge zu sehen, und Sie wurden zur Computertomographie geschickt. Nun werden Sie die Ergebnisse erfahren. Ihnen gegenüber sitzt der Arzt, hinter ihm hängen Ihre Röntgenbilder. Der Arzt schaut ernst, als er beginnt, Ihnen eine Nachricht zu überbringen, die Ihr Leben verändern wird. Nach einigen Minuten ist alles gesagt. Mit einer Einweisung ins Krankenhaus verlassen Sie die Arztpraxis. In Ihrer Tasche haben Sie Ihr Handy und Ihre Zigaretten. Wen werden Sie jetzt anrufen? Und werden Sie eine Zigarette rauchen, oder werden Sie die Zigaretten für immer wegwerfen? Oder ist das jetzt auch egal, weil es vielleicht schon zu spät ist? Werden Sie den Gedanken «Es ist jetzt auch egal» einfach akzeptieren und sich eine Zigarette anzünden? Wie sicher sind Sie, was Sie tun werden?

Ich habe Sie nicht in diese vielleicht schmerzvolle Vorstellung geführt, weil ich Ihnen wehtun will. Ich möchte Ihnen vor Augen führen, dass Sie fühlen können, dass Ihr Rauchbedürfnis umso größer wird, je stärker Ihr Stress wird – selbst wenn die Ursache dieses Stresses das Rauchen selbst ist. Vielleicht denken Sie jetzt: «Nein! In dieser Situation würde ich gleich dort vor der Arztpraxis meine Zigaretten wegwerfen und nie mehr rauchen. Ich möchte leben!» Gut! Dann tun Sie es, bevor es so weit kommt, und erlauben Sie mir, Ihnen dabei zu helfen. Übrigens, falls Sie genau jetzt beim Lesen ein stärkeres Bedürfnis nach einer Zigarette spüren, dann legen Sie jetzt ruhig eine Rauchpause ein, aber rauchen Sie alleine und denken Sie über die Zusammenhänge nach, die Sie gerade gelesen haben. Zwingen Sie sich nicht, weniger zu rauchen! Fühlen Sie stattdessen beim Rauchen in Ihr Innerstes und prüfen Sie für sich selbst, ob das, was Sie gelesen haben, tendenziell auch auf Sie zutreffen könnte. Wenn ja, dann wird auch die Lösung in diesem Buch für Sie zutreffen!

* * *

Wenn der Arzt einem bereits schwer erkrankten Raucher im Krankenhaus mitteilt, dass er bald sterben wird, wenn er nicht sofort mit dem Rauchen aufhört, dann entsteht ein enorm starker Stress und damit ein enorm starkes Rauchbedürfnis. Natürlich schaffen es Raucher immer wieder, aus einer solchen Situation die Energie zu ziehen, um für immer aufzuhören, «koste es, was es wolle», der pure Überlebenstrieb ist stärker als die Abhängigkeit. Doch bei erschreckend vielen Rauchern – dem größten Teil – ist die Verknüpfung aus Stress und Rauchbedürfnis stärker, und sie «rauchen sich zu Tode». Und das, obwohl sie ihr Leben lieben und glücklich sein könnten, wenn es diese innere Verknüpfung nicht gäbe.

Niemand wird mit dieser inneren Verknüpfung geboren. Im Folgenden möchte ich Ihnen erklären, wie und wann genau diese Verknüpfung entstanden ist. Das Wunderbare an unserem Gehirn und auch an unserem Unbewussten ist nämlich, dass wir solche Verknüpfungen gelernt haben und dass wir alles, was wir gelernt haben, auch wieder «ent-lernen» oder umlernen können, unabhängig davon, wie alt das Gelernte bereits ist. Neue und bessere Verknüpfungen sind nämlich jederzeit möglich!

Fassen wir zusammen: Ihr Unbewusstes erzeugt bei verschiedenen Emotionen ein starkes Rauchbedürfnis. Wenn Sie tatsächlich nur «aus Gewohnheit» rauchen würden, dann könnten Sie leicht aufhören. Auch wenn Ihr Verstand denkt: «Es ist einfach nur eine dumme Gewohnheit», steckt in Ihrem Unbewussten viel mehr dahinter, denn sonst hätten Sie schon längst aufgehört. Wenn das Rauchbedürfnis nur bei positiven Gefühlen entstehen würde, dann wäre es recht einfach aufzuhören, denn es könnte kein Teufelskreis entstehen: Sie könnten auch ohne Rauchen positive Gefühle erleben. Der Teufelskreis kommt durch die Verknüpfung von Stress oder emotionalem Schmerz und Rauchbedürfnis zustande, und Ihr Unbewusstes erzeugt das Rauchbedürfnis auch dann, wenn der Stress eine direkte Folge des Rauchens selbst ist. Dieser Stress entsteht schon beim Gedanken «Ich sollte aufhören», während Sie weiter rauchen. Falls Sie dann irgendwann durch das Rauchen erkranken, nimmt der unbewusste Stress wegen des Rauchens weiterhin zu und damit das Rauchbedürfnis.

Wenn Sie also noch nicht wegen des Rauchens lebensbedrohlich erkrankt sind, dann ist es für Sie am leichtesten aufzuhören. Doch selbst wenn Sie schon krank sind, wird Ihr Rauchbedürfnis für immer verschwinden, wenn Sie mit den Techniken dieses Buches – den Klopftechniken der *Energetischen Psychologie* – die innere Verknüpfung aus Stress und Rauchbedürfnis aufgelöst haben.

Wieso Abschreckung wirklich nicht funktioniert

Sie täuschen sich nicht: Diese Überschrift kommt tatsächlich zum zweiten Mal vor – weil das Thema so wichtig ist. Ich lade Sie nochmals ein, sich darüber bewusst zu werden: Abschreckung funktioniert nicht! Etwa jeder fünfte Arzt raucht. Und jeder Arzt weiß natürlich über die Folgen Bescheid. Auch viele Mitarbeiter in Operationssälen, die täglich «die perfekte Abschreckung» vor Augen haben, zünden sich in der Pause eine Zigarette an. Der Versuch, einen Raucher «abzuschrecken», führt nur zu einem größeren Rauchbedürfnis.

Dieser Effekt wurde mir selbst damals in Australien bei meiner Klientin schlagartig klar. Nachdem ich ihr die Folgen ihres Rauchens vor Augen geführt hatte, musste sie sofort rauchen. Einen weiteren Beweis, dass Abschreckung nicht funktioniert, halten Sie wahrscheinlich täglich in Ihrer Hand: Die abschreckenden Aufschriften auf Zigarettenschachteln. Diese Aufschriften erzeugen beim Raucher Stress. Sie wissen inzwischen hoffentlich genau, wozu Stress bisher bei Ihnen als Raucher führt? Stress führt zu mehr Rauchbedürfnis, unabhängig davon, wo der Stress herkommt! Wenn der Versuch der Abschreckung durch Aufdrucke auf Zigarettenschachteln also das Gegenteil bewirkt, wenn sie also bewirken, dass *mehr* geraucht wird, dann müsste doch auch die Werbung das wissen und es gezielt einsetzen, nicht? Eine effektive Werbung für eine Zigarettenmarke muss zunächst das Rauchbedürfnis wecken und dann ein Symbol für die Marke zeigen, sodass im Unbewussten eine Verknüpfung stattfindet. Dabei können sowohl positive Emotionen verwendet werden – ein bekanntes Beispiel ist «die große Freiheit» –, aber auch negative Emotionen, da sie mit Rauchbedürfnis verknüpft sind.

Raucher sind nicht süchtig!

Ist Ihnen aufgefallen, dass ich bisher nichts über die «Droge» Nikotin geschrieben habe? Ich habe zwar erwähnt, wie tödlich das Rauchen ist, aber ich habe Ihnen nicht erklärt, dass Sie drogensüchtig wären. Sie sind es nämlich nicht! Vielleicht sieht das, was Sie mit dem Rauchen erleben, ganz ähnlich aus wie das Erleben eines Drogensüchtigen: Er versucht aufzuhören, schafft es vielleicht auch für eine Weile, doch fällt er dann nur allzu leicht wieder in die Sucht zurück. Glücklicherweise können sogar schwer Drogensüchtige frei werden. Doch für Sie als Raucher ist es viel einfacher: wenn Sie wissen, wie Sie die Verknüpfung in Ihrem Unbewussten, diese Verknüpfung aus emotionalem Stress oder Schmerz und Rauchbedürfnis, auflösen können.

Wie fühlen Sie sich zum Beispiel, wenn Ihnen ein Wissenschaftler erklärt, dass Sie als Raucher schwer suchtkrank sind, vielleicht sogar, dass Sie drogensüchtig sind? Erzeugt dieser Gedanke Ruhe und Frieden in Ihnen? Oder Stress? Ich bin kein Wissenschaftler, der Ihnen genau erklären kann, wie stark Nikotin als Droge abhängig macht. Ich bin ein Therapeut, der regelmäßig einige sehr erstaunliche Dinge mit Rauchern erlebt: Mit den Konzepten, die Sie in diesem Buch finden, werden Raucher meistens schnell und ganz ohne Entzugssymptome frei. Für mich zählt nach jahrelanger Erfahrung und unzähligen Behandlungen nicht, wer «recht» hat, sondern wie viele Menschen für den Rest ihres Lebens wirklich frei vom Rauchen werden und damit nicht nur zehn Jahre länger leben, sondern statistisch auch einen weit weniger schmerzhaften Tod haben. Das Konzept funktioniert gleichermaßen für alle Raucher, unabhängig davon, wie lange oder wie stark sie geraucht haben.

Auf der anderen Seite kenne ich Raucher, die versucht haben, mit Willenskraft aufzuhören, und die so schlimme Entzugssymptome erlebt haben, dass sie wieder anfangen «mussten». Wenn Raucher drogensüchtig wären, abhängig von der Droge Nikotin, dann müsste das Ausmaß der Entzugssymptome direkt im Zusammenhang damit stehen, wie lange und wie stark sie geraucht haben. So ist es bei jedem Drogensüchtigen, der süchtig nach einer körperlich abhängig machenden Droge ist. Es handelt sich dabei um einen körperlichen Zusammenhang. Die tatsächliche Intensität der Symptome hängt von vielen Faktoren ab. Meistens jedoch besteht ein Zusammenhang zwischen Intensität und Dauer des Drogenkonsums und der Intensität der Entzugssymptome.

Wie ist es dann aber möglich, dass in meinen Seminaren und in Einzelsitzungen Menschen, die seit 40 oder mehr Jahren 60 bis 80 Zigaretten am Tag rauchen, an einem einzigen Tag frei davon werden und keinerlei ernste Entzugssymptome erleben, während andererseits Menschen, die viel kürzer und weniger geraucht haben und mit Willenskraft aufhören, unter schweren Entzugssymptomen leiden? Nicht selten höre ich von solchen Menschen Kommentare dieser Art: «Als ich mit dem Rauchen aufgehört hatte, ging es mir so schlecht, dass meine Familie bettelte, ich solle endlich wieder anfangen.» Entzugssymptome sind also ganz real, wenn man mit Zwang das Rauchen unterdrückt, und vielleicht haben Sie sie auch selbst bei einem Aufhörversuch schon erlebt. Doch diese Symptome rühren nicht von einem Drogenentzug her, wie es beispielsweise bei einem Heroinabhängigen unvermeidlich der Fall ist.

Es gibt zwei Arten von Drogen, und Zigaretten gehören zu keiner von beiden. Viele Drogen, zum Beispiel Heroin, machen körperlich abhängig. Schon nach wenigen Anwendungen (manchmal sogar nach nur einer einzigen) gewöhnt sich der Körper so sehr an die Droge, dass jede Körperzelle förmlich danach schreit, wenn die Droge fehlt. Viele Süchtige erleben einen Heroinentzug als so schlimm, körperlich und emotional, dass sie lieber sterben möchten. Das ist auch der Grund, warum diese Droge so gefährlich ist: Wenn man sie konsumiert, erlebt man während des «High» ein starkes psychisches und körperliches Wohlgefühl. Aber sobald die Droge fehlt, fühlt man sich so unerträglich schlecht, dass man alles unternimmt, um wieder an die Droge zu kommen. Heroin ist also eine Droge, die körperlich abhängig macht.

Die zweite Art von Drogenabhängigkeit ist die psychische Abhängigkeit: Man gewöhnt sich an das gute Gefühl und möchte es immer wieder erleben. Ein Leben ohne dieses gute Gefühl fühlt sich leer an. Manche Drogen machen zwar psychisch abhängig, jedoch nicht körperlich. Bei Kokain beispielsweise steht das gute psychische Gefühl im Vordergrund, die Körperzellen jedoch gewöhnen sich nicht an die Droge. Trotzdem macht auch diese Droge psychisch abhängig, denn wenn man sie wiederholt benutzt, möchte man das gute Gefühl immer wieder erleben.

Alle Drogen machen also psychisch abhängig, und viele Drogen machen zusätzlich körperlich abhängig. Alkohol spielt hierbei eine schillernde Rolle: Die meisten Menschen können Alkohol als Genussmittel konsumieren, ohne abhängig zu werden. Doch kann Alkohol natürlich auch abhängig machen. Es gibt verschiedene Arten von Alkoholabhängigkeit: Manche Alkoholiker sind eher körperlich abhängig, manche eher psychisch. Bei jeder körperlichen Abhängigkeit gibt es jedoch körperliche Entzugssymptome, sobald die Droge dem Körper nicht mehr zur Verfügung steht. Diese Entzugssymptome sind unvermeidbar und können bei Drogen sehr schlimm werden. Kein Konzept aus einem Buch kann diese Entzugssymptome verhindern, der Abhängige muss sie – oft unter ärztlicher Begleitung – durchstehen. Unter Umständen lassen sich diese Symptome durch Medikamente verringern, doch viel mehr kann man nicht tun.

Sind Sie nun drogenabhängig, nur eben nicht von Heroin, sondern von Nikotin? Man liest immer wieder Warnungen in dieser Art: «Nikotin ist gefährlicher als Heroin!» Daran ist etwas Wahres, wenn man sich bewusst macht, dass durch die Folgen des Rauchens viel mehr Menschen sterben als durch sämtliche Drogen einschließlich Alkohol. Doch wenn ein Arzt oder Wissenschaftler einem Raucher sagt, dass er etwas tut, was gefährlicher ist, als Heroin zu nehmen, hilft das dem Raucher aufzuhören? Sicher nicht.

Aber ist es tatsächlich die Wahrheit? Ohne Zweifel ist für Sie das Rauchen eine Form von Sucht, denn Sie haben es noch nicht geschafft, für immer aufzuhören. Aber Sie sind nicht nikotinabhängig! Ihre «Sucht» funktioniert ganz anders. Ich möchte es Ihnen beweisen und lade Sie deshalb ein, jetzt sehr genau weiterzulesen!

★ ★ ★

Sicher kennen Sie Nikotinpflaster oder Nikotinkaugummis. Sie sollen helfen, wenn man sich das Rauchen abgewöhnen will. Die Idee scheint eine gewisse Logik zu haben: So wie es für Heroinabhängige eine «Substitutionstherapie» mit dem Ersatzmittel Methadon gibt, werden für Raucher Nikotinpflaster als Ersatz angeboten. Nun passen Sie genau auf: Methadon ist auch eine Droge und macht genauso abhängig wie Heroin. Viele Menschen wissen das jedoch nicht und sehen Methadon als Medikament, das mit einer Droge nichts zu tun hat. Dadurch lässt sich die Abgabe von Methadon vielleicht auch politisch leichter rechtfertigen. Und tatsächlich hat dieses Ersatzmittel einen großen Vorteil: Durch die legale Abgabe an Abhängige brauchen sie nicht mehr kriminell zu werden, um sich Heroin zu beschaffen. Dadurch lässt sich eine der schlimmen Folgen dieser Drogensucht verringern. Man ersetzt also eine Droge durch eine andere, ähnliche, reglementierte Droge. Im Falle von Heroinabhängigen hat das große Vorteile, denn sie haben so einen legalen Weg, aus der Sucht herauszukommen. Aus gutem Grund aber wird Methadon nur kontrolliert abgegeben! Wenn es Methadon rezeptfrei in der Apotheke zu kaufen gäbe, würden viele Menschen abhängig davon werden.

Nikotinpflaster jedoch gibt es rezeptfrei in der Apotheke. Kennen Sie Menschen, die davon abhängig geworden sind? Ich kenne keinen! Haben Sie schon mal von Nikotinpflaster-Entzugskliniken gehört? Von Nikotinpflaster-Entzugsprogrammen? Nein? Ich auch nicht. Man kann nämlich von Nikotinpflastern nicht abhängig werden. Vielleicht haben Sie selbst einmal probiert, mit Hilfe von solchen Produkten mit dem Rauchen aufzuhören. Meistens funktioniert es nicht. Ganz im Gegenteil erleben viele Raucher Vergiftungssymptome, die von den Herstellern als «Nebenwirkungen» erklärt werden: Kopfschmerzen, Schwindel, Übelkeit und Herzrasen. Lassen Sie mich eines klarstellen: Der Wirkstoff in diesen Pflastern ist pures Nikotin. Es ist nicht einmal ein Ersatzstoff, so wie Methadon ein Ersatzstoff für Heroinabhängige ist. Es ist genau das gleiche Nikotin, das auch durch das Rauchen in Ihr Blut gelangt. Sogar die Menge ist genauso hoch, als würden Sie eine bestimmte Anzahl Zigaretten am Tag rauchen. Wenn Sie also zusätzlich zum Rauchen Nikotinpflaster verwenden, können Sie Symptome einer Nikotinvergiftung erleben. Aber von einem Nikotinpflaster abhängig zu werden, das ist nicht möglich, denn Nikotin macht nicht so süchtig, wie dies für eine «echte» Sucht erforderlich wäre.

Nikotin ist nichts weiter als ein sehr starkes Gift. Wenige Tropfen reines Nikotin genügen, um ein Pferd zu töten! Natürlich nehmen Sie mit jeder Zigarette nur winzige Mengen dieses Gifts zu sich, sodass Sie nicht sofort sterben. Es dauert schon einige Jahre, je nachdem, wie viel Sie rauchen.

Wenn Sie als Raucher also deswegen nicht mit dem Rauchen aufhören könnten, weil Sie süchtig nach der Droge Nikotin wären, dann müsste Nikotin auch tatsächlich eine Droge sein. Wenn das so wäre, dann könnten Sie von Nikotinpflastern abhängig werden! Und Sie könnten recht einfach das Rauchen durch Nikotinpflaster ersetzen, allerdings wären Sie dann eben nach den Pflastern süchtig. Doch das ist nicht der Fall: Die Hersteller der Pflaster geben an, dass man davon nicht süchtig werden kann, und das trifft auch zu.

Diese Erkenntnis ist enorm wichtig! Denn der Grund, warum Sie es bisher nicht geschafft haben, mit dem Rauchen aufzuhören, ist nicht Ihre Abhängigkeit vom Nikotin. Der Grund liegt einzig und allein in der unbewussten Verknüpfung zwischen bestimmten Emotionen und dem Rauchbedürfnis. Und dieses Bedürfnis bezieht sich nicht auf die vermeintliche Droge Nikotin, die Sie auch durch Pflaster, Kaugummis oder Tabletten zuführen könnten, sondern allein auf den Vorgang des Rauchens.

Einige wenige Raucher haben mir berichtet, dass sie das Gefühl hatten, von Nikotinkaugummis «abhängig» geworden zu sein. Das ist durchaus möglich, jedoch hatte diese Abhängigkeit weniger mit dem Nikotin als der oralen Ersatzhandlung des Kaugummikauens zu tun: Das Kauen wurde einfach ein Ersatz für die Zigarette im Mund. Wenn man ihnen nikotinfreie Placebo-Kaugummis gegeben hätte, hätten sie keinen Unterschied gemerkt.

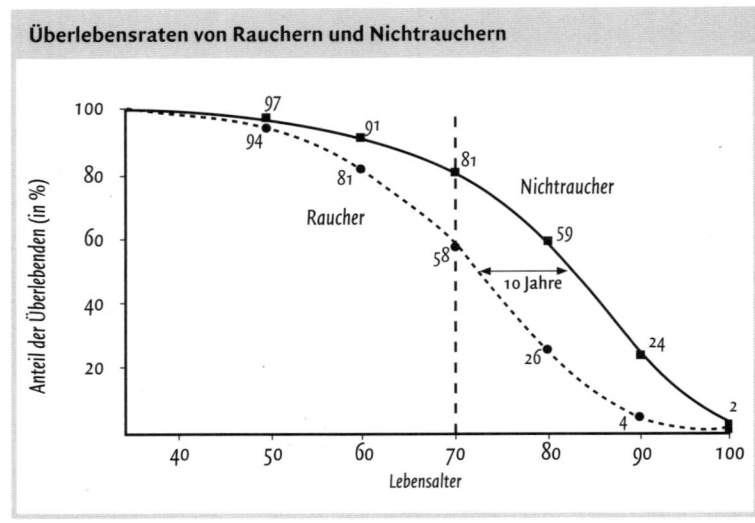

Quelle: Doll, R., et al, 2004, Bearbeitung: Deutsches Krebsforschungszentrum, Stabsstelle Krebsprävention, 2008

Nikotin kann nur eines: Sie vergiften! Ich spreche dabei gar nicht von den Giftstoffen, die sich ursprünglich in einer Zigarette und im Papier befinden. Ich spreche von den mehreren tausend Giftstoffen im Rauch, die bei der hohen Temperatur der Verbrennung durch eine chemische Reaktion erst entstehen. Könnte man die Oberfläche Ihrer Lunge flach ausbreiten, würde sie mit ca. 60 Quadratmeter Fläche ein ganzes Squash-Feld abdecken. Und mit jedem Quadratmillimeter dieser Fläche nimmt Ihre Lunge jeden einzelnen dieser Giftstoffe auf, immer wieder, mit jedem einzelnen Zug an einer Zigarette.

In der folgenden Tabelle finden Sie einige der Substanzen, die im Tabakrauch enthalten sind. Als Beispiel soll der Stoff Polonium dienen: Im Jahr 2006 starb der russische Exagent Alexander Litwinenko an einer Vergiftung mit Polonium 210. Vermutlich wurde er ermordet. Wissen Sie, wie giftig dieses radioaktive Schwermetall ist? Ein mikroskopisch kleines Krümelchen, das nur ein zwölfmillionstel Gramm wiegt, kann einen Menschen tödlich verstrahlen, ohne Hoffnung auf Rettung. Und Sie atmen es täglich ein, im Zigarettenrauch. Im Rauch sind neben allen anderen Giften nicht nur ca. 40 direkt krebserzeugende Stoffe, sondern auch noch radioaktive Gifte, die durch ihre Strahlung von innen heraus in Ihrem Körper Krebs erzeugen können. Durch die Zigarette ziehen Sie wie durch ein Röhrchen mit Gift viele der Stoffe, die auch aus dem Auspuff eines Autos kommen. Besonders Kohlenmonoxid nehmen Sie in großen Mengen auf. Das ist das Gas, an dem Menschen sterben, die den Freitod wählen, indem sie in der Garage den Motor laufen lassen. Die Konzentration dieser Gase im Zigarettenrauch ist *genauso hoch* wie in den Abgasen aus dem Auspuff! Das Kohlenmonoxid verdrängt den Sauerstoff aus dem Blut, weil es sich an den roten Blutfarbstoff Hämoglobin über 300-mal stärker bindet als Sauerstoff. Was geschieht also mit den Körperzellen? Sie ersticken langsam, weil das Blut weniger Sauerstoff transportieren kann.

Ausgewählte giftige und krebserzeugende Substanzen im Tabakrauch	
Substanz	**toxische Eigenschaften**
Acetaldehyd	krebserzeugend, reizt die Augen und den Atemtrakt, stört die Selbstreinigung der Lunge durch Lähmung der Flimmerhärchen im Bronchialtrakt
Acrylnitril	krebserzeugend, reizt die Schleimhäute, verursacht Kopfschmerzen, Schwindel, Übelkeit
Ammoniak	Ammoniakdämpfe reizen bereits in geringer Konzentration die Augen und Atemwege; Ammoniumverbindungen erhöhen das Suchtpotenzial von Zigaretten
Aromatische Amine (z. B. Anilin)	krebserzeugend; verursachen Harnblasenkrebs
Arsen	krebserzeugend, die Inhalation von Arsendämpfen verursacht Schleimhautreizung

Benzol	krebserzeugend; verursacht Leukämie
Blausäure	eine der toxischsten Substanzen im Tabakrauch; Kurzzeitexposition kann zu Kopfschmerzen, Schwindel, Erbrechen führen
Blei	krebserzeugend, langfristige Belastung kann Schäden an Gehirn, Nieren, Nervensystem und roten Blutkörperchen hervorrufen, schädigt den Fetus
1,3-Butadien	krebserzeugend, reizt die Augen, Nasenwege, Rachen und Lunge
Cadmium	krebserzeugend, kann bei Langzeitexposition die Nieren schädigen
Chinolin	reizt Augen, Nase, Rachen, kann Kopfschmerzen, Schwindel und Übelkeit auslösen
Formaldehyd	krebserzeugend, das Gas reizt die Augen und die Atemwege
Hydrazin	krebserzeugend
p-Hydrochinon	krebserzeugend, schädigt die Bindehaut und die Hornhaut des Auges
Kohlenmonoxid	blockiert den Sauerstofftransport im Blut, kann Blutgefäße schädigen
Naphthalin	krebserzeugend; die Dämpfe reizen Augen und Atemwege
Nickel	krebserzeugend, reizt die Atemwege; verursacht Lungenentzündung
Nitromethan	krebserzeugend
N-Nitrosamine	krebserzeugend
Phenol	krebserzeugend; reizt Haut, Augen und Schleimhäute

Polonium 210	stark radiotoxisch
Polyzyklische aromatische Kohlenwasserstoffe (z. B. Benzo[a]pyren)	krebserzeugend
Styrol	krebserzeugend, Exposition führt zu Störungen des Zentralnervensystems, Kopfschmerzen, Erschöpfungszuständen, Depression
Toluol	chronische Inhalation reizt die oberen Luftwege und die Augen, führt zu Heiserkeit, Übelkeit, Schwindel, Kopfschmerzen, Schlafstörungen

Quelle: Deutsches Krebsforschungszentrum, Stabsstelle Krebsprävention, 2008

Die Kosten des Rauchens

Ich weiß, dass Geld meistens nicht der Hauptgrund ist, mit dem Rauchen aufzuhören. Deshalb möchte ich Sie darum bitten, dass Sie sich hier nicht vorstellen, was das Rauchen kostet, sondern vorstellen, was Sie sich zusätzlich leisten können, ohne auf etwas zu verzichten! Vielleicht haben Sie schon einmal die Kosten für Ihre Zigaretten addiert. Zigaretten werden jedes Jahr durchschnittlich um 3 Prozent teurer. Das klingt nicht viel, jedoch kommt dabei ähnlich wie beim Zinseszinseffekt über viele Jahre ein unerwartet hoher Betrag heraus. Wenn Sie das gesparte Geld anlegen würden, hätten Sie durch den echten Zinseszinseffekt aus der Geldanlage zusätzlich zum Effekt aus der jährlichen Zigarettenpreissteigerung als durchschnittlicher Raucher im Rentenalter mehrere Hunderttausend Euro mehr Geld auf Ihrem Konto. Sie bräuchten sich über eine Rentenzusatzversicherung keine Gedanken mehr zu machen! Natürlich könnten Sie Ihr Geld auch jedes Jahr für eine Luxusreise ausgeben, ohne dass Sie ansonsten auf etwas verzichten müssten.

Doch was ist mit den Kosten, die mit dem Aufhören verbunden sind, den Entzugssymptomen? Sicher kennen Sie Raucher, die nach dem Aufhören ernsthafte Beschwerden hatten, oder Sie haben es vielleicht sogar selbst schon erlebt und «mussten» wieder anfangen, weil die Beschwerden so schlimm waren? Wenn die Erkenntnis, dass Sie nicht drogensüchtig sind, stimmt, dann dürfte doch kein Raucher ernsthafte Entzugserscheinungen erleben, oder?

Das stimmt tatsächlich. Die Mehrzahl der Raucher versucht jedoch, mit Willenskraft aufzuhören. Und viele dieser Raucher erleben Entzugserscheinungen. Diese Raucher bleiben innerlich Raucher, und zwar nicht obwohl, sondern *weil* sie sich zwingen, keine Zigarette mehr zu rauchen. Dieser selbstauferlegte Zwang, der einem Kampf gegen sich selbst gleicht, bedeutet auf Dauer einen enormen psychischen Kraftaufwand. Und diese Belastung macht unausgeglichen und nervös und führt meist auch zu äußerlichen Symptomen, die denen eines körperlichen Drogenentzugs ähneln können. Diese Symptome sind jedoch nicht die Symptome eines körperlichen Drogenentzugs, sondern die Symptome eines andauernden inneren Kampfes.

Es gibt neben dem inneren Kampf noch zwei weitere wichtige Gründe für diese «Entzugssymptome». Der erste Grund ist, dass fast jeder Raucher andere Raucher kennt, die bereits einen schlimmen «Entzug» erlebt haben. Das Unbewusste ist also vorprogrammiert! Unser Unbewusstes möchte unangenehme Situationen stets auflösen. Das gilt ganz besonders für extremen inneren Stress, wie er beim Aufhören mit Willenskraft entsteht. Beim Versuch, diesen Stress aufzulösen, kann das Unbewusste langfristige Folgen nicht überblicken. Es nutzt die ihm zur Verfügung stehenden Mittel, um zu erreichen, dass es dem Menschen möglichst schnell bessergeht. Dazu eignen sich Nervosität, Kopfschmerzen und Zittern ganz hervorragend! Der zweite Grund liegt in falschen Suggestionen: Wenn Sie Ihrem Arzt sagen, dass Sie mit dem Rauchen aufhören wollen, dann ist es gut möglich, dass Sie eine Antwort in der folgenden Art erhalten: «Das ist eine sehr gute Entscheidung. Ich muss Sie aber warnen: Da Sie nikotinabhängig sind, müssen Sie mit ernsthaften Entzugserscheinungen rechnen.» Diese Aussage, die der Arzt sicherlich nach bestem Wissen und in guter Absicht macht, wird oftmals vom Unbewussten angenommen und befolgt. Was ein Arzt zu unserer Gesundheit sagt, sei es positiv oder negativ, hat häufig einen direkten und ganz unbewussten Einfluss auf unsere Gesundheit.

★ ★ ★

Die vom Staat vorgeschriebene Abschreckung auf Zigarettenschachteln und Werbeplakaten wirkt auf freie Nichtraucher, doch die sehr geringe Anzahl der Menschen, die erst als Erwachsene mit dem Rauchen anfangen, ist wirtschaftlich unbedeutend. Die abschreckende Wirkung auf Jugendliche ist trotz aller Versuche gering. Warum das so ist, liegt in den emotionalen Vorgängen begründet, die wir Menschen in der Pubertät erleben.

Ich möchte Ihnen diese Vorgänge erklären, denn ich möchte, dass nicht nur Ihr Verstand, sondern auch Ihr Unbewusstes Folgendes erkennt: Sie waren nicht schwach oder dumm, nur weil Sie damals mit dem Rauchen angefangen haben. Und Sie sind nicht dumm oder schwach, nur weil Sie es bis jetzt nicht geschafft haben, damit aufzuhören. Stattdessen haben Sie den richtigen Schritt gemacht: Sie informieren sich durch das Lesen dieses Buches über die wahren Zusammenhänge und lösen in einer liebevollen und respektvollen Art gegenüber Ihrem Unbewussten den Teufelskreis auf.

Die Entwicklung eines Rauchers

Anhand der folgenden drei Graphiken möchte ich Ihnen erläutern, wie das Maß Ihres Wohlgefühls sich über Ihre Lebenszeit infolge Ihres eigenen Rauchens verändert. Die Kurven stellen also sozusagen das «Wohlfühl-Niveau» dar, soweit es mit Ihrem eigenen Rauchen zusammenhängt. Je weiter die Kurve nach rechts geht, umso älter sind Sie. Die Graphiken sind dabei natürlich nicht maßstabsgetreu, sondern zeigen nur die generellen Zusammenhänge zwischen Lebensalter und Wohlfühl-Niveau. Je weiter die Kurve nach unten geht, umso weniger wohl fühlen Sie sich in Bezug auf Ihr eigenes Rauchen. Die horizontale Linie ist das «Wohlfühl-Niveau» in Bezug auf das Rauchen bei einem Menschen, der nie im Leben geraucht hat. Jeder Mensch erlebt natürlich Schwankungen in seinem Wohlgefühl im Verlauf seines Lebens, doch hier geht es nur um die Schwankungen, die mit dem Rauchen zu tun haben. Deshalb ist die horizontale Linie unser Vergleich: Das konstante «Wohlfühl-Niveau» eines Nichtrauchers.

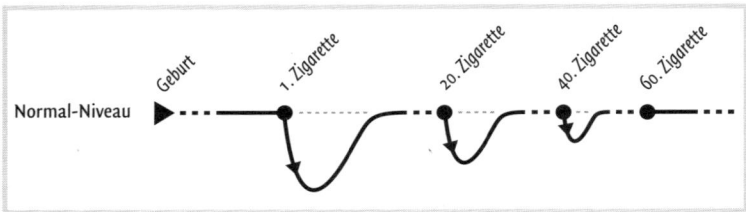

Wohlfühl-Niveau als Rauchanfänger

Betrachten Sie nun diese Graphik. Bei Ihrer Geburt haben Sie vermutlich keine Zigarette geraucht, also befinden Sie sich zu Beginn Ihres Lebens auf «Neutral». (Falls Ihre Mutter während der Schwangerschaft geraucht hat, hatte das möglicherweise auch einen Einfluss, doch darum soll es hier nicht gehen.) Da Sie vermutlich während Ihrer frühen Kindheit auch nicht ernsthaft selbst geraucht haben, bleibt Ihr Wohlfühl-Niveau hier also auf Neutral. (Passivrauchen hat zwar auch einen Einfluss auf das Wohlfühl-Niveau, doch hier geht es nur um Ihr eigenes Rauchen.)

Eines Tages haben Sie dann Ihre erste Zigarette geraucht. Warum haben Sie diese erste Zigarette geraucht? Sehr wahrscheinlich trifft einer dieser Gründe auf Sie zu: Sie wollten «dazugehören». Sie empfanden Gruppendruck, Sie wollten erwachsen sein, oder Sie waren einfach neugierig. Einer der Gründe, warum das in diesem Buch beschriebene Konzept für so viele Raucher funktioniert, ist nämlich, dass die Gründe und Zusammenhänge bei den meisten Rauchern ganz ähnlich sind! Wie ging es Ihnen körperlich bei und nach dieser ersten Zigarette? Falls Sie so schlau waren, nur zu paffen, dann haben Sie sich dadurch zwar nicht krank gefühlt, aber über das «Neutral»-Niveau hat Sie die Zigarette in Ihrem Körpergefühl nicht gebracht. Wenn Sie allerdings den Rauch in die Lunge gezogen haben, dann ging es Ihnen körperlich schlecht! Vermutlich mussten Sie einen Hustenreiz unterdrücken, und Sie hatten ein brennendes Gefühl. Außerdem wurde Ihnen wahrscheinlich etwas schwindlig. Diese Reaktion ist sehr wahrscheinlich, da der menschliche Körper, wenn er nicht an das Rauchen gewöhnt ist, mit diesen Vergiftungssymptomen auf einen Lungenzug reagiert.

Viele Raucher, die schon einmal für eine Weile aufgehört hatten, waren erstaunt darüber, dass Sie es genau so wieder erlebten, wenn sie später nochmals an einer Zigarette zogen (das zu tun wäre recht ungeschickt, doch dazu später mehr). Ihr Körper hatte bereits die Gewöhnung an das Gift rückgängig gemacht. Wenn Sie also damals Ihre erste Zigarette nicht richtig «auf Lunge» geraucht haben, dann ging es Ihnen nicht so schlecht, als wenn Sie einen vollen Lungenzug genommen hätten. Der erste Punkt in der Graphik steht für die erste Zigarette, und der Pfeil nach unten deutet an, dass es Ihnen schlechtging, oder schlechtgegangen wäre, wenn Sie «auf Lunge» geraucht hätten. Natürlich haben Sie vielleicht auch so etwas wie eine emotionale Belohnung für die erste Zigarette empfunden: Sie haben vielleicht gedacht: «Ich gehöre jetzt dazu», oder: «Ich bin erwachsener.» Doch darauf kommen wir später. Es ging Ihnen zunächst körperlich schlecht. Zum Glück kann der Körper fast alles von dem Gift schnell wieder ausscheiden. Lediglich ein verhältnismäßig kleiner Teil bleibt zurück und sammelt sich über die Jahre zu einem großen schwarzen Haufen in Ihrem Inneren an. Vielleicht spüren Sie es: Wenn Sie nur lange genug über diesen schwarzen Haufen in Ihrem Inneren nachdenken, könnten Sie jetzt wieder neues Rauchbedürfnis erleben.

Nach dieser ersten Zigarette erholte sich Ihr Körper schnell, und es ging Ihnen wieder gut. Einige Zigaretten später spürten Sie dann, dass Sie sich durch das Rauchen einer Zigarette schon nicht mehr ganz so krank fühlten, wenn Sie «auf Lunge» daran zogen, oder dass Sie jetzt schon tiefer ziehen konnten und nicht mehr nur paffen mussten. Ihr Körper hatte recht schnell begonnen, sich an das Gift zu «gewöhnen». Und auch jetzt war das Gift nach jeder Zigarette schnell ausgeschieden, und es ging Ihnen wieder normal. Mit jeder Zigarette, die Sie rauchten, fühlten Sie sich etwas weniger schlecht dadurch, oder Sie konnten den Rauch etwas tiefer in die Lunge ziehen, ohne sich krank zu fühlen. Nach einer Anzahl Zigaretten hatten Sie es «geschafft», emotional waren Sie vielleicht sogar ein wenig stolz, denn Sie konnten jetzt «richtig» rauchen, wie ein Erwachsener! In Wahrheit hatte Ihr Körper nur gelernt, die Reaktion auf das Gift, so gut es ging, zu unterdrücken.

Dabei vertragen Erwachsene Rauch in ihren Lungen nicht besser als Jugendliche. Ob Sie sich davon krank fühlen oder nicht, hängt nicht von Ihrem Alter ab, sondern davon, ob Sie sich durch häufige Wiederholung daran «gewöhnt» haben. Es ist eine Form der Desensibilisierung, ähnlich wie sie bei der Behandlung von Allergien eingesetzt wird. Der Unterschied ist lediglich, dass die meisten Allergene, wie zum Beispiel Pollen, im Gegensatz zu Zigarettenrauch kein tödliches Gift enthalten.

Aber: Warum macht unser Körper das eigentlich so? Warum gewöhnt er sich an den Rauch und die enthaltenen Gifte? Wäre es nicht viel besser, wenn er das nie tun würde? Ganz ehrlich: Würden Sie heute noch rauchen, wenn Sie bei jeder Zigarette Hustenreiz hätten und wenn Sie sich von jedem Lungenzug krank und schwindlig fühlen würden? Im Rahmen der Evolution, also der beständigen Weiterentwicklung und Anpassung von Lebewesen an ihre Umwelt, müsste eine solch ausgeprägte Fähigkeit wie die Fähigkeit des Körpers, sich an den Rauch zu «gewöhnen», einen Nutzen haben. Irgendwann in grauer Vorzeit, als wir Menschen uns entwickelten, müsste diese Fähigkeit nützlich gewesen sein.

Tatsächlich hatte die Fähigkeit, sich an widrige Umstände in der Umwelt zu gewöhnen, eine Bedeutung. Als wir noch als Jäger und Sammler durch die Wälder liefen, war es von entscheidender Bedeutung, dass wir leicht und schnell erkennen konnten, was für uns giftig war. Man nimmt an, dass wir deshalb den Geschmackssinn «bitter» entwickelt haben. Viele für uns giftige Dinge, auch verdorbene und verschimmelte Früchte, schmecken bitter. Unser Geschmackssinn für bitter diente also ursprünglich nicht dazu, bitteres Essen zu genießen, sondern wir brauchten diesen Geschmackssinn, um im Urwald zu überleben. So geht es uns auch, wenn wir Rauch einatmen: Es geht uns davon nicht gut, und ein Instinkt sagt uns, ebenso wie den meisten Tieren, dass wir Abstand vom Rauch halten sollten.

Es hat also einen guten Grund, dass es Ihnen nach der ersten Zigarette nicht gutging, wenn Sie den Rauch in die Lunge gesaugt haben. Diese sofortige körperliche Reaktion war im Urwald überlebensnotwendig! Ihr Körper zeigte Ihnen die Wahrheit: Rauch ist Gift.

Doch was geschah, wenn man widrigen Umwelteinflüssen nicht ausweichen konnte? Wenn unser Körper uns ununterbrochen schlechte Gefühle gemacht hätte, dann hätten wir nur noch unter einem Baum gesessen, hätten keine Nahrung mehr gesucht und hätten uns natürlich auch nicht mehr vermehrt. Der Spaß am Sex wäre uns sicher vergangen. Im Rahmen der Evolution überleben diejenigen Lebewesen, die sich am besten an ihre Umwelt anpassen. Deshalb war es für uns am besten, wenn unser Körper nach dem anfänglichen und zweifelsfreien Signal «Hier ist Gift – weg hier!» langsam die Intensität dieses Signals verminderte, damit wir uns auch unter widrigen Umständen noch vermehren konnten. Nur so hatten wir überhaupt die Chance, Nachkommen hervorzubringen, die den veränderten Umständen besser angepasst waren.

Die Entwicklung, die Sie während Ihrer ersten 100 Zigaretten erlebten, ist genetisch in Ihrem Körper vorprogrammiert. Die erste Reaktion war mit Sicherheit diese: «Achtung, Gift! Nicht mehr inhalieren!» Im Laufe der Zeit reagierte Ihr Körper dann so, wie es in der Evolution am besten war, wenn das Gift nicht verschwand, den Menschen aber auch nicht sofort akut krank machte: Ihr Körper reagierte mit Desensibilisierung, und die Alarmsignale wurden unterdrückt. Das Gift ist nach wie vor dasselbe, jedoch ist der Alarm verstummt.

Warum wir rauchen

Wenn man bei sich selbst etwas ändern möchte, dann ist es sehr hilfreich, wenn man sich selbst besser versteht. Es ist kontraproduktiv, wenn man gegen sich selbst kämpft, sich selbst verurteilt oder schlecht über sich selbst denkt. Lassen Sie uns deshalb die Wahrheit darüber herausfinden, warum Sie damals mit dem Rauchen angefangen haben. Sicher, Sie wollten dazugehören, erwachsen sein, Sie waren neugierig. Doch aus psychologischer Sicht reicht mir diese ehrlich gemeinte Antwort meiner Klienten als Grund niemals aus. Es ist schon seit langem bekannt, dass Rauchen das Leben verkürzt und sehr krank machen kann, aber lange war es den meisten Menschen nur wenig bewusst. Heute ist das anders. Heute ist nahezu jeder Jugendliche in Deutschland sehr gut über die Folgen des Rauchens aufgeklärt. Und doch fangen noch immer, trotz all der Aufklärung, mehr als 20 Prozent der Jugendlichen mit dem Rauchen an.

Die Begründungen der Jugendlichen, warum sie mit dem Rauchen anfangen, sind seit Jahrzehnten unverändert: Sie wollen dazugehören, es ist «cool», es ist etwas Erwachsenes usw. Und diese Begründungen sind nicht vorgeschoben, es sind die ehrlichen Antworten, die Jugendliche mit ihrem bewussten Verstand geben. Wenn ich hier erneut vom Verstand schreibe, dann ahnen Sie, dass der andere Teil, dass Unbewusste, auch hier wieder eine wichtige Rolle spielt.

Ich möchte Sie gedanklich noch einmal weit zurück in den Urwald führen, in dem unsere Instinkte wuchsen, Instinkte, die wir bis heute unverändert behalten haben. Menschen haben damals in überschaubaren Sippen gelebt, und jeder war auf den anderen angewiesen. Die Chancen, alleine und ohne Sippe zu überleben, waren sehr gering. Wir haben also einen Instinkt, der uns schlechte Gefühle macht, wenn wir die Gefahr spüren, dass wir aus unserer sozialen Gruppe ausgestoßen werden. Jeder Mensch hat auch heute noch diesen Instinkt. Im Gegensatz zu Tieren können wir natürlich mit dem Verstand entscheiden, den Instinkt zu ignorieren und z. B. Einsiedler zu werden. Das entspricht aber nicht unserem natürlichen Verhalten als «Sippenwesen».

Haben Sie sich schon einmal gefragt, warum fast alle Raucher in der Pubertät mit dem Rauchen anfangen? Warum ist es nicht in jedem Lebensalter gleich wahrscheinlich, dass man zu rauchen anfängt? Warum fangen so wenige Senioren an? Vielleicht werden Sie denken: «In der Pubertät setzt halt der Verstand ein wenig aus.» Doch das stimmt nicht, der Grund liegt an einer anderen Stelle. Vor der Pubertät, als wir Kinder waren, war unsere Sippe in der Regel unsere Familie oder die Menschen, die uns aufgezogen haben. Wir Menschen haben ein hohes Sicherheitsbedürfnis, und zwar zu jeder Zeit des Lebens. Unterschiedliche Menschen decken dieses Sicherheitsbedürfnis auf unterschiedliche Arten ab, aber es geht uns nicht gut, wenn wir einen Mangel an Sicherheit empfinden. Die Sicherheit durch Zugehörigkeit zu unserer Sippe, also in der Regel unserer Familie, ist in der Kindheit mehr oder weniger gut gedeckt. Dann beginnt einer der erstaunlichsten Abschnitte im Leben eines Menschen: Die Pubertät! Um die Pubertät zu erleben, mussten Sie kein Buch lesen, in dem erklärt wurde, wie man das macht. Sie mussten auch kein Seminar besuchen mit dem Thema «Wie werde ich pubertierender Jugendlicher?». Selbst wenn Sie keine Vorbilder gehabt hätten, hätten Sie trotzdem die Pubertät erlebt, denn sie ist genetisch vorprogrammiert.

Neben den körperlichen Veränderungen geschehen in der Pubertät ebenso große psychische und neurologische Veränderungen. Eine dieser Veränderungen auf dem Weg zum Erwachsenwerden ist das Bedürfnis, sich selbst aus der «alten» Sippe herauszuwagen und sich eine neue Sippe zu suchen. Und weil dieses Bedürfnis genetisch programmiert ist, versteht man sich und seine Gefühle in der Pubertät oft selbst nicht. Man erlebt eine Abneigung gegen alles, was von der eigenen Sippe kommt, und spürt oft eine starke Anziehung einer neuen Sippe, zu den Freunden, meistens zu den Gleichaltrigen. In der Kindheit war unser Sicherheitsbedürfnis also, je nach Familie, weitgehend gedeckt. Nun reißen wir uns dort, so gut es geht, heraus, verstehen uns selbst dabei oft nicht mehr, und unsere Sicherheit gerät ins Wanken.

In der Pubertät wandeln wir zwischen den Gruppen, balancieren «zwischen den Stühlen», und weil sich unsere Erwachsenenpersönlichkeit gerade erst ausprägt, können wir noch nicht gut in uns selbst ruhen. Wir empfinden einen Mangel an Sippenzugehörigkeit und damit an Sicherheit. Wir wollen unbedingt zur Gruppe unserer Freunde gehören. Die Zugehörigkeit wird dabei durch bestimmte Dinge zum Ausdruck gebracht. Von Kleidung über Frisur, von Musik bis Sprache, von Weltanschauung bis Drogenkonsum – und Zigarette. Jede Gruppe und jede

Generation hat ihre eindeutigen Kennzeichen, um herauszufinden: «Bist du einer von uns oder nicht?»

Für das Unbewusste des Jugendlichen, das den gleichen Instinkten folgt, die im Urwald überlebensnotwendig waren, geht es also tatsächlich ums Überleben. Und genau hier liegt der Grund, warum auch heute noch so viele Jugendliche mit dem Rauchen anfangen, obwohl sie bestens über die Folgen aufgeklärt sind. Wenn Sie in der Pubertät angefangen haben zu rauchen, dann waren Sie beileibe nicht dumm. Es ging für Sie um einen tiefen inneren Instinkt, der mit dem Verstand nichts zu tun hat, es ging, offen gesagt, fast um Leben und Tod.

Doch was ist, wenn Sie zu den wenigen Rauchern gehören, die erst später angefangen haben? Mit einem Berufswechsel, nach einem Umzug oder während Ihres Studiums? Entwicklungspsychologen unterscheiden verschiedene Phasen im Verlauf des menschlichen Lebens, die jedoch nicht immer in einer streng definierten Abfolge stattfinden. Sie überschneiden sich, und manche Phase wiederholt sich zu einem späteren Zeitpunkt im Leben, meist dann, wenn das Unbewusste glaubt, dass es sie zuvor noch nicht richtig ausgelebt hat.

Viele Menschen leben nicht alle Phasen ihrer Pubertät aus. Lebensumstände, Glaubenssysteme, der Druck der Familie oder des sozialen Umfeldes, auch eigene Überzeugungen können dazu führen, dass Entwicklungsphasen in der Pubertät unterdrückt werden. Dies muss gar nicht bewusst geschehen. Manch einer erlebt nach seiner Ehescheidung plötzlich das Bedürfnis, sich nochmal so richtig auszuleben, auch mit wechselnden Partnern, wie es vielleicht in der Teenagerzeit eher «normal» gewesen wäre, aber – unbewusst empfunden – nicht ausreichend stattgefunden hat.

Und so ist es auch mit dem Rauchen: Wer nach der Pubertät mit dem Rauchen angefangen hat, der hat meistens in diesem Lebensabschnitt etwas nachgeholt oder war, durchaus auch unfreiwillig, als Erwachsener in einer ganz ähnlichen emotionalen Situation, wie ich sie oben für das Leben in der Pubertät beschrieben habe. Wenn es Ihnen so gegangen ist, dann waren Sie keinesfalls «kindisch» oder unvernünftig! Ihr Unbewusstes hat zu dieser Zeit das Beste getan, was es tun konnte, was es übrigens bis heute immer tut.

Wenn Sie dieses Buch lesen und mit dem Rauchen aufhören wollen, dann ist diese Nachholphase für Sie sehr wahrscheinlich bereits vorbei. Sie befinden sich in einem anderen Lebensabschnitt, und nun können Sie aufhören und frei vom Rauchen werden, so wie jeder andere Raucher auch – egal, wann Sie begonnen haben.

Der dressierte Raucher

Schauen Sie sich nochmals die Graphik auf Seite 34 an: Ihr Körper hat Ihnen damals gezeigt, was die Wahrheit über das Rauchen ist. Vom Genuss einer Zigarette ging es Ihnen schlecht. Jede einzelne Zigarette hat Ihr «Wohlfühl-Niveau» unter «Normal» gebracht, immer wieder, und zwar so lange, bis die Desensibilisierung abgeschlossen war. Ab diesem Zeitpunkt konnten Sie eine Zigarette «auf Lunge» rauchen, ohne dass es Ihnen schlechtging. Beachten Sie, dass Sie es bis zum rechten Ende der Graphik, bis zu diesem Zeitpunkt in Ihrem Leben, mit der Zigarette nicht geschafft haben, dass es Ihnen besser als «Normal» ging. Es ging Ihnen zu keinem Zeitpunkt besser, als es einem Nichtraucher sowieso gegangen wäre. Ihre Kurve war bis jetzt nie über der geraden Linie eines Nichtrauchers, nur manchmal darunter.

Nach einer Weile des gelegentlichen Rauchens haben Sie vielleicht erstmals so etwas wie Lust auf eine Zigarette verspürt. Ich meine damit nicht das Bedürfnis, das zu tun, was Ihre Freunde getan haben, um dazuzugehören, und auch nicht das Bedürfnis, erwachsen zu sein. Ich meine die tatsächliche Lust auf eine Zigarette, das Rauchbedürfnis. In einer ganz subtilen Art hat Ihnen etwas gefehlt. Zu Anfang war Ihnen das noch nicht bewusst. Sie hatten einfach Lust auf eine Zigarette, haben eine geraucht, und erstmals haben Sie etwas Neues gespürt: Ihnen ging es durch die Zigarette besser! Zum ersten Mal hatte *das Rauchen an sich* eine positive Wirkung!

Sehr wichtig: Diese positive Wirkung konnten Sie erst erleben, nachdem Sie zuvor (damals vielleicht noch nicht bewusst) Lust auf die Zigarette verspürt hatten. Sehen Sie sich diesen Vorgang am Anfang folgender Graphik an.

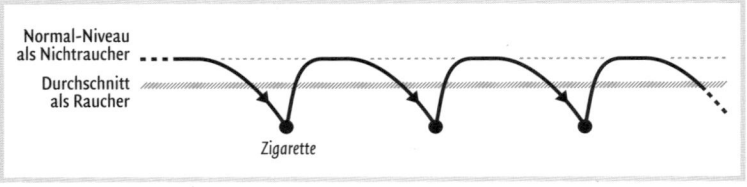

Durchschnittliches *Wohlfühl-Niveau als Raucher*

Die Lust auf die Zigarette nahm ganz langsam zu, Ihr Rauchbedürfnis nahm zu. Doch es wurde nicht sofort befriedigt. Wie geht es Ihnen, wenn Ihr Rauchbedürfnis zunimmt, Sie aber nicht rauchen? Geht es Ihnen dann besser oder schlechter? Durch ein nicht befriedigtes Bedürfnis geht es jedem Menschen schlechter, und so ist es auch mit dem Rauchbedürfnis. Dann rauchten Sie eine Zigarette, erlebten zum ersten Mal, dass es Ihnen dadurch besserging: Die Zigarette hat Ihr «Wohlfühl-Niveau» zurück auf «Normal» gebracht. Aber prüfen Sie genau: Hat eine Zigarette Sie wirklich jemals «*über* Normal» gebracht? Raucher sind weder belastbarer, noch sind sie glücklicher, gesünder oder leistungsfähiger als Nichtraucher. Es geht Rauchern tatsächlich besser, nachdem sie eine Zigarette geraucht haben. Die Zigarette hebt nämlich das unangenehme Gefühl auf, das man hat, wenn man die Zigarette vermisst. Die Zigarette hat Ihnen damals genau das zurückgegeben, was Ihnen das Rauchen vorher genommen hat. Die Zigarette hat Sie zurück auf «Normal» gebracht.

Nun sind Zigaretten keine Drogen; sie können Sie nicht über «Normal» bringen. Bei Drogen ist das etwas anderes: Wenn Sie zum Beispiel noch nie Heroin konsumiert haben und es eines Tages tun würden, dann würde diese Droge Ihr Wohlfühl-Niveau nach einer kurzen Phase der Gewöhnung weit über das Normal-Niveau bringen! So funktionieren Drogen, deshalb sind sie so gefährlich, und deshalb kann man in jedem Lebensalter so leicht davon abhängig werden, nicht nur in der Pubertät.

Keine Zigarette hat Sie jemals «über Normal» gebracht. Jede Zigarette brachte Sie einfach nur zurück auf das Normal-Niveau, auf dem Sie sich als Nichtraucher sowieso die ganze Zeit befunden hätten!

Stellen Sie sich vor, Sie gehen in die Stadt und suchen sich ein schönes Paar Schuhe aus. Nachdem Sie sich im Geschäft für ein Paar entschieden haben, gehen Sie zwei Regale weiter und nehmen die Schuhe zwei Nummern kleiner. Sie zwängen Ihre Füße unter Schmerzen hinein. Die Kassiererin möchte die Schuhe einpacken, aber Sie sagen: «Danke, ich lasse sie gleich an.» Dann laufen Sie unter furchtbaren Schmerzen den ganzen Tag durch die Stadt. Das tun Sie alles nur für einen wunderbaren Augenblick: Zu Hause angekommen, setzen Sie sich auf einen Sessel und ziehen die drückenden Schuhe aus. Es ist ein wunderbares Gefühl der Befreiung. Wirklich! Es fühlt sich ohne Zweifel gut an. Genauso haben Sie es bisher mit dem Rauchen gemacht. Die Zigarette hat Ihnen das zurückgegeben, was sie Ihnen vorher genommen hat. Und das hat sich gut angefühlt. Aber es war nicht mehr, es war keine Droge, die Sie «über Normal» hätte bringen können. Mit Zigaretten geht das nicht! Sie sind nur Gift.

* * *

Vielleicht wissen Sie, wie man Delphine so dressieren kann, dass sie durch einen Reifen springen? Wenn Delphine spielen, und das tun sie gerne und häufig, dann springen sie auch gerne. Ein Delphintrainer hält einen Reifen in den Pool, bis der Delphin einmal zufällig hindurchspringt. Gleich danach gibt der Trainer dem Delphin einen Fisch. Der Delphin denkt: «Nett, ein Fisch!» Die Verbindung zum Reifen kann er noch nicht herstellen. Der Trainer hält weiter den Reifen, und wenn derselbe Delphin wieder hindurchspringt, gibt er ihm wieder einen Fisch. Schon bald denkt sich der Delphin: «Reifen? Fisch? Wenn Reifen, dann Fisch?», und springt nochmal durch den Reifen. Wieder bekommt er einen Fisch. Wenn man das mit dem Delphin 100 000-mal machen würde (so viele Zigaretten rauchen viele Raucher in weniger als zehn Jahren), dann könnte der Delphin gar nicht mehr anders, als durch den Reifen zu springen, wenn er ihn sieht. Tatsächlich lernt ein Delphin schon viel eher als nach 100 000 Versuchen, durch den Reifen zu springen.

In der Psychologie ist dies eine Form der Konditionierung, die einfachste Form des Lernens. Alle Tiere lernen so und auch wir Menschen. Nichts anderes ist Ihre bisherige «Abhängigkeit» vom Rauchen! Sie haben eine Zigarette geraucht, und es ging Ihnen besser. Sie haben wieder eine Zigarette geraucht, danach ging es Ihnen wieder besser. Immer und immer wieder. Sie sind einfach nur dressiert, nicht mehr! Sie sind kein Junkie, und Sie werden keinen Drogenentzug durchmachen müssen!

Gehört bei Ihnen eine Zigarette zu Ihrer Pause? Wenn es Ihnen so geht wie vielen Rauchern, dann befürchten Sie bewusst oder unbewusst, dass Sie ohne Zigaretten keine ausreichende Erholung in Ihren Pausen erleben. Manche Raucher gönnen sich gar weniger Pausen, wenn sie nicht mehr rauchen, und dies ist ein gewichtiger Grund für das Unbewusste, das Rauchbedürfnis aufrechtzuerhalten. Auch diese Verknüpfung werden Sie im Laufe dieses Buches so lösen können, dass Ihnen die Pausen erhalten bleiben und Sie genauso viel Erholung haben. Nichtraucher erleben nämlich nicht mehr Stress als Raucher, sondern weniger Stress. Pausen sind für Nichtraucher ebenso erholsam, und der Stress des Rauchens, obwohl man eigentlich aufhören möchte, fällt natürlich weg.

Wie hoch ist nach der Graphik auf Seite 42 Ihr durchschnittliches Wohlfühl-Niveau? Ihr tatsächliches Wohlfühl-Niveau schwankt im Rhythmus des Rauchens. Ihr durchschnittliches Wohlfühl-Niveau entspricht der schraffierten Linie! Es liegt eindeutig unter dem eines Nichtrauchers. Nur damit wir uns nicht falsch verstehen: Sie fühlen sich nach einer Zigarette besser, und die Graphik gibt das auch wieder. Aber die Schwankungen laufen immer unter dem Normal-Niveau ab! Doch was geschieht im Laufe der Jahre und Jahrzehnte? Betrachten Sie die Graphik rechts:

Ein kleiner Teil der Gifte aus jeder Zigarette kann vom Körper nicht schnell genug ausgeschieden werden, weil mit der nächsten Zigarette neues Gift nachkommt. Der Körper muss den Teer und alle anderen Gifte einlagern, und das beeinträchtigt seine Leistungsfähigkeit. Diese Entwicklung beginnt schon früh: Schon kurze Zeit nachdem Sie begonnen haben, regelmäßig zu rauchen, war ihr Körper in seiner Leistungsfähig-

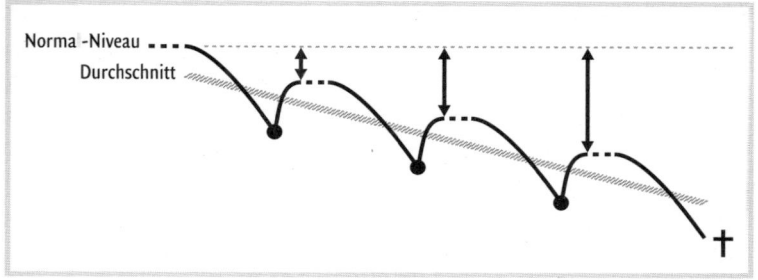

Wohlfühl-Niveau im Laufe eines Lebens als Raucher

keit messbar eingeschränkt. Viele Raucher spüren das jedoch lange nicht, denn die Veränderungen schreiten im Laufe der Jahre nur ganz langsam fort. Stellen Sie sich vor, bei Ihrem Auto verliert die Bremse langsam an Bremskraft. Aber weil Sie täglich mit diesem Auto fahren, bemerken Sie es zunächst nicht. Wenn dann aber ein Freund Ihren Wagen benutzt, wird er vielleicht fragen: «Was ist denn mit deiner Bremse los?» Ebenso ist es mit den körperlichen Folgen des Rauchens, nur dass die Veränderungen noch viel langsamer vonstattengehen als bei der Autobremse. Wegen diese Veränderungen kann die Zigarette Sie nach einiger Zeit nicht mehr zurück auf «Normal» bringen. Es geht Ihnen nach einer Zigarette zwar weiterhin besser, denn Sie befriedigen Ihr Rauchbedürfnis (das Sie ja als Nichtraucher gar nicht hätten), aber zurück auf «Normal», dorthin, wo Sie anfangs noch waren, kommen Sie nicht mehr.

So wird der Abstand zur Normal-Linie im Laufe der Jahre und Jahrzehnte immer größer. In der Graphik ist nicht dargestellt, was mit Ihrem Wohlfühl-Niveau passiert, wenn Sie infolge des Rauchens eines Tages ernstlich krank werden. Wie die Kurve dann aussieht, können Sie sich denken. Für Ihr Wohlgefühl ist jedoch nicht nur Ihr Körper entscheidend. Immer mehr Wissenschaftler sind der Überzeugung, dass unser Selbstbild, unser Selbstbewusstsein, also das, was wir über uns selbst denken, ausschlaggebend für unser Glück und auch für unseren Erfolg im Leben ist. Eines Tages haben Sie zum allerersten Mal den Gedanken gehabt: «Ich sollte eigentlich nicht mehr rauchen.» Welchen Einfluss hat es auf Ihr Selbstbild, auf Ihr Selbstbewusstsein und auf Ihr Wohlgefühl, wenn Sie jeden Tag etwas tun, was Sie eigentlich nicht mehr tun wollen? Es drückt Ihr Wohlfühl-Niveau zusätzlich nach unten. Dieser psychische Aspekt ist nicht immer bewusst, breitet sich jedoch im Unbewussten aus wie ein Geschwür und bindet oftmals erstaunlich viel Ihrer psychischen und emotionalen Energie. Das bestätigen ehemalige Raucher, die wirklich frei geworden sind und die diese Energie ganz neu wiedergefunden haben. Ich spreche dabei nicht von Ex-Rauchern, die in ihrem Innersten noch Raucher sind und nur ihr Rauchbedürfnis unterdrücken. Diese Raucher können ihre innere Energie nicht wiederfinden, im Gegenteil, sie brauchen eine fast übermenschliche Kraft, um ihr Rauchbedürfnis zu unterdrücken (was ja oft der Grund für die sogenannten Entzugssymptome ist). Erfolglose Aufhörversuche verschlimmern die emotionale Belastung nochmals stark, obwohl man versucht, das zu verdrängen.

Wenn Sie bereits versucht haben aufzuhören, welche Begründungen haben Sie für sich selbst gefunden, warum Sie wieder rauchen? Oder welche Begründungen haben Sie, warum Sie es bis jetzt nicht geschafft haben aufzuhören? Die Gründe sind selten originell, und meist stimmen sie nicht. Ich möchte Ihnen erklären, wo diese Begründungen herkommen. Unser Verstand setzt sich aus verschiedenen Teilen zusammen. Da gibt es zum Beispiel den *logischen Teil*. Mit diesem Teil können wir beispielsweise Rechenaufgaben lösen. Auch die Willenskraft, mit der so viele Raucher erfolglos versuchen aufzuhören, ist Teil des Verstandes. Genau deshalb kann man damit kein Problem wie das Rauchbedürfnis lösen, denn das befindet sich nicht im Verstand, sondern im Unbewussten.

Es gibt einen weiteren Teil Ihres Verstandes, den wir den *rationalen Teil* nennen. Dieser Teil gibt Ihnen eine Begründung für alles, was Sie tun. Bei manchen Menschen, die unter einer schweren psychischen Krankheit leiden, ist der rationale Teil gestört: Sie können selbst nicht mehr erklären, warum sie etwas tun. Doch die meisten Menschen haben glücklicherweise einen funktionierenden rationalen Teil. Wenn Sie keinen rational klingenden Grund dafür haben, warum Sie nicht mit dem Rauchen aufhören können, dann versucht Ihr «psychisches Immunsystem» einzugreifen und nennt Ihnen einen Grund, selbst wenn der gar nicht der Wahrheit entspricht. Es handelt sich einfach um eine Schutzfunktion, denn wenn man selbst nicht wüsste, warum man etwas tut, obwohl man es eigentlich nicht tun will, dann wäre man ja «verrückt».

Durch die obigen drei Graphiken wird eines offensichtlich: Sie waren nicht schwach oder dumm, nur weil Sie damals mit dem Rauchen angefangen haben, sondern Sie haben Ihr legitimes Bedürfnis nach Sicherheit erfüllt, so gut Sie es vermochten. Sie kennen jetzt die wahren Gründe! Sie waren auch nicht schwach oder dumm, nur weil Sie es bis jetzt nicht geschafft haben aufzuhören. Sie sind nicht drogenabhängig, sie sind auch nicht von Nikotin abhängig. Sie waren nur wie ein dressierter Delphin. Sie wissen jetzt, woher die sogenannten Entzugssymptome kommen. Und vor allem wissen Sie nun: Wenn Sie auf die richtige Weise aufhören, werden Sie keine Entzugssymptome haben, weder körperlich noch psychisch.

Wann aufhören?

Bevor es nun darangeht, tatsächlich mit dem Aufhören zu beginnen, möchte ich Ihnen berichten, was viele meiner Klienten zu mir sagen: «Lohnt es sich überhaupt noch aufzuhören?» Sicher: Sie haben vielleicht schon viele Jahre oder Jahrzehnte geraucht, und in dieser Zeit konnte sich viel Gift im Körper ansammeln. Manche Menschen glauben nun, es «lohne» nicht mehr aufzuhören und nehmen dies sogar als Entschuldigung für fehlgeschlagene Versuche.

Dies ist mitnichten der Fall: Sobald Sie das Rauchen einstellen, werden innerhalb von zehn bis fünfzehn Jahren Ihre Risikofaktoren für alle typischen Rauchererkrankungen radikal gesenkt und in vielen Fällen annähernd so niedrig wie bei einem Menschen, der noch nie geraucht hat. Nehmen wir also an, Sie sind 60 Jahre alt und haben Ihr ganzes Leben lang geraucht. Wenn Sie die Wahl haben: Wie hoch soll Ihr Risiko für Krebs und Herzinfarkt mit 75 Jahren sein? So hoch wie bei allen 75-Jährigen, die noch nie geraucht haben, oder um ein Vielfaches höher? Entscheiden Sie selbst, ob es sich «lohnt», *jetzt* aufzuhören, egal, wie alt Sie sind, und egal, wie lange Sie schon geraucht haben. Unterschätzen Sie Ihren Körper nicht: Er ist außerordentlich leistungsfähig, was das Ausscheiden von Giften angeht, wenn Sie ihm die Zeit dazu geben und keine weiteren Gifte mehr zuführen.

Zehn Gründe, mit dem Rauchen aufzuhören	
	Vorteile eines Rauchstopps
Lungenkrebs	• Bereits innerhalb einiger Jahre sinkt das Erkrankungsrisiko für die meisten Krebsarten deutlich – je früher der Betreffende mit dem Rauchen aufhört, umso besser ist die Wirkung. • Zehn Jahre nach einem Rauchstopp hat der Exraucher ein nur noch halb so hohes Risiko für Lungenkrebs, als wenn er dauerhaft weitergeraucht hätte.
Herz-Kreislauf-Erkrankungen	• Bereits eine Woche nach einem Rauchstopp sinkt der Blutdruck. Zwei Jahre nach einem Rauchstopp hat ein Exraucher fast das gleiche Risiko für Herz-Kreislauf-Erkrankungen wie ein Nichtraucher. • Ein Rauchstopp verbessert die medikamentöse Therapie bei Herz-Kreislauf-Erkrankungen.
Atemwegserkrankungen	• Schon drei Tage nach der letzten Zigarette bessert sich die Funktion der Atemwege. • Ein Rauchstopp bessert auch die Symptome der chronisch obstruktiven Lungenerkrankung (COPD), verlangsamt deren Verlauf und verlängert das Leben.
Unfruchtbarkeit/Impotenz	• Ein Rauchstopp vor und auch noch während der Schwangerschaft verringert das Risiko für Schwangerschaftskomplikationen. • Rauchende Männer leiden häufiger unter Impotenz als nichtrauchende Männer.

Infektionen der Atemwege	• Drei bis neun Monate nach einem Rauchstopp verbessern sich Husten und Atemwegsbeschwerden.
Persönliches Erscheinungsbild	• Nach einem Rauchstopp verschwinden die Verfärbungen der Finger und Zähne, die Haut glättet sich und bekommt ein frischeres Aussehen, und der schlechte Geruch der Haare und der Kleidung verschwindet.
Körperliche Fitness	• Exraucher sind körperlich wieder fit, leben gesünder und sind belastbarer.
Gesundheitsschädigung anderer durch Passivrauchen	• Wer nicht mehr raucht, tut nicht nur der eigenen Gesundheit einen Gefallen, sondern schont auch die Gesundheit anderer.
Kontrolle über das eigene Leben	• Nach einem Rauchstopp wird der Exraucher nicht mehr permanent Opfer seiner Sucht: Er verfügt wieder frei über seine Zeit und fühlt sich nicht mehr gezwungen, jede Tätigkeit immer wieder für eine Zigarette zu unterbrechen.
Geldersparnis	• Bei einem Preis von 3,50 Euro pro Zigarettenschachtel mit 20 Zigaretten gibt ein Raucher, der ein Päckchen Zigaretten am Tag raucht, in einem Jahr mehr als 1200 Euro für das Rauchen aus. • Für die gleiche Summe kann man sich beispielsweise einen zweiwöchigen All-inclusive-Urlaub in einem 4-Sterne-Hotel auf den Kanarischen Inseln leisten oder sich andere große oder kleinere Wünsche immer mal zwischendurch erfüllen!

Quelle: Deutsches Krebsforschungszentrum

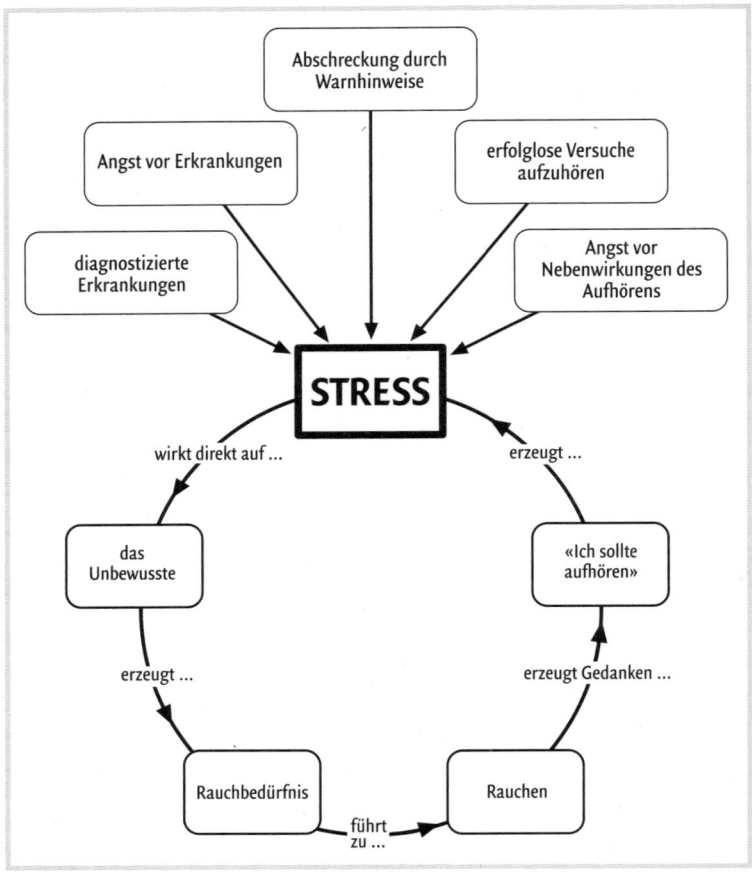

Der Kreislauf der Rauchens

Wie Sie nicht zunehmen werden

Häufig werde ich von Rauchern gefragt, ob sie zunehmen werden, wenn sie aufhören. Meine Antwort ist dann: Ja, die Gefahr ist groß, wenn Sie sich dazu zwingen, nicht zu rauchen, wenn Sie also zum «Exraucher» und nicht zum Nichtraucher werden. Es ist, als würde man eine Luftmatratze auf der einen Seite unter Wasser drücken, auf der Seite des Rauchbedürfnisses. Auf der anderen Seite kommt sie dann wieder hoch, auf der Seite des Essbedürfnisses. Es ist nur kaum möglich, sie dauerhaft ganz unter Wasser zu drücken, und wenn, dann ist das unglaublich anstrengend. Es kann nicht wirklich funktionieren, das Rauchbedürfnis zu unterdrücken, ohne dass es zum Ausgleich irgendwo anders im Leben wieder «hochkommt». Und den nächstliegenden Ausgleich bietet meist das Essen.

Wenn Sie jedoch zum echten Nichtraucher werden, Ihr Rauchbedürfnis also nicht unterdrücken, sondern auflösen, dann werden Sie auch kaum zunehmen. Ihr Körper benötigt täglich einige Kalorien, um das Gift aus den Zigaretten so weit wie möglich wieder auszuscheiden. Das ist Arbeit für den Körper und kostet Kraft. Wenn Sie nicht mehr rauchen, fällt diese Arbeit weg, und Sie brauchen etwas weniger Kalorien. Wenn Sie also mit dem Rauchen aufhören, ohne irgendetwas an Ihrer Ernährung oder Bewegung zu ändern, dann kann es sein, dass Sie in geringem Maß zunehmen, weil Ihr Körper nun ohne die Gifte aus der Zigarette leben kann. Wenn Sie sich nur ein wenig mehr bewegen oder gesünder essen, können Sie dies leicht kompensieren.

Im nächsten Kapitel lernen Sie eine der effektivsten Techniken, um die Luft ganz aus der Matratze zu lassen, sodass sie nicht beim Essen wieder hochkommen kann. Das Ergebnis wird sein, dass Sie auf der Seite des Rauchens von alleine absinkt, weil die Luft ganz langsam und sicher abgelassen wird und gar kein Bedarf besteht, eine Ausgleichsreaktion auszulösen. Lesen Sie also weiter und seien Sie gespannt!

3   Wie lange wollen Sie noch rauchen?

«Die Wege der Menschen deuten ein bestimmtes Ende voraus,
auf das sie hinführen, wenn man auf ihnen beharrt. Aber wenn
man von den Wegen abweicht, ändert sich auch das Ende.»
Charles Dickens, Eine Weihnachtsgeschichte

Wenn Sie eine Entscheidung treffen, die für Ihr Leben wichtig ist, wie tun
Sie das? Wahrscheinlich wägen Sie die Vor- und Nachteile der verschiedenen Möglichkeiten gegeneinander ab und entscheiden sich dann für die
beste. Doch wodurch zeichnet sich die beste Möglichkeit aus? Stellen Sie
sich vor, Sie sind auf Arbeitssuche und erhalten zwei Angebote von unterschiedlichen Arbeitgebern. Eines dieser Angebote bietet Ihnen einen Job
mit geregelter Arbeitszeit, jedoch nur mäßigem Einkommen. Das andere
Angebot bietet Ihnen mehr als das doppelte Einkommen, die Chance auf
eine außergewöhnliche Karriere, jedoch unregelmäßige Arbeitszeiten
und nur wenig Freizeit.

Wie Sie sich entscheiden werden, hängt davon ab, was Ihnen im
Leben wichtig ist. Wenn Ihnen die Zeit mit Ihrer Familie oder Ihrem Hob-
by sehr wichtig ist, werden Sie sich wahrscheinlich für das erste Angebot
entscheiden, ansonsten vielleicht eher für das zweite Angebot. Die Gründe für diese Entscheidung erscheinen uns als ganz rationale Erwägungen
des Verstandes, mit denen das Unbewusste nicht viel zu tun hat. Aber:
Ist das wirklich so? Sind Ihre Entscheidungen tatsächlich vom Verstand
bestimmt?

Bevor Sie antworten, möchte ich Ihnen eine Frage stellen: Was sind
Ihre drei größten Wünsche? Denken Sie einmal kurz darüber nach. Wenn
Sie es sich jetzt aussuchen könnten, den Zauberstab sozusagen vor sich
auf dem Tisch liegen hätten und wüssten, dass er Ihnen drei Wünsche
erfüllt ... Welche drei Wünsche wären das?

Denken Sie nach, nur für eine Minute!

Ich kenne Ihre Antwort nicht, doch zum Beispiel könnte sie in etwa
so lauten: Sie möchten erstens so viel Geld, dass Sie nie mehr arbeiten

müssen, zweitens den Traumpartner oder die Traumpartnerin für eine dauerhaft glückliche Beziehung und drittens perfekte Gesundheit bis ins hohe Alter. Dies ist nur ein Beispiel, und vielleicht liege ich mit meiner Vermutung auch daneben. Welches sind *Ihre eigenen* größten Wünsche im Leben? Und: Welche *Gefühle* verbinden Sie mit Ihren Wünschen? Es mögen Gefühle sein wie Sicherheit, Liebe, Freiheit und einige mehr. Für all diese Gefühle gibt es einen Oberbegriff: *Freude!* Die allermeisten Menschen wünschen sich beständige Freude in ihrem Leben, und obgleich die Bedeutung von «Freude» für jeden unterschiedlich ist, ist das Gefühl doch für die meisten Menschen dasselbe.

Denken Sie nun kurz hierüber nach: Was sind die drei Dinge, die Sie niemals in Ihrem Leben erleben möchten? Wahrscheinlich sind dies Einsamkeit, Armut und schwere Krankheit. Für die Gefühle, die mit diesen drei Zuständen verbunden sind, gibt es auch einen Oberbegriff: *Schmerz!*

In Wirklichkeit treffen wir alle unsere Entscheidungen nur aus genau zwei Gründen: *Wir wollen möglichst viel Freude erleben*, und *wir wollen Schmerz vermeiden.* Es ist der rationale Teil unseres Verstandes, der uns den Eindruck gewinnen lässt, dass unsere Entscheidungen nur auf rationalen Fakten beruhen. In Wirklichkeit entscheiden wir uns aus Sicht unseres Unbewussten *immer* für die Freude und gegen den Schmerz. Alles, was wir im Leben tun, dient letztlich diesen beiden Zielen. Auch wenn wir uns aufopfern, um anderen zu helfen, dann tun wir dies, weil es mindestens unbewusst eine Form der Freude und des Glücks für uns selbst bedeutet. Jeder Mensch verbindet unterschiedliche Dinge mit persönlichem Glück. Während der eine Glück mit dem Verdienen von viel Geld verbindet (und dem, was er sich davon kaufen kann, die Sicherheit, die es ihm gibt, usw.), erlebt der andere sein Glück im Einsatz seines Lebens für ein Ziel, das anderen Menschen oder der ganzen Welt zu mehr Glück verhelfen könnte. Wir haben also so etwas wie ein eingebautes «Entscheidungssystem», das von den beiden Emotionen Freude und Schmerz gesteuert wird.

Wenn Sie Raucher sind und wirklich, ganz ehrlich, auch in Ihrem Inneren nicht aufhören wollen, dann kann es dafür nur eine logische Erklärung geben: Sie verbinden tatsächlich Freude damit, dass Sie weiter rauchen! Aber wenn das bei Ihnen tatsächlich so wäre, dann hätten Sie dieses Buch nicht in der Hand. Die Konzepte in diesem Buch könnten Ihnen nicht helfen, denn Sie hätten in Ihrem Inneren ja gar kein Problem. Die Klopftechniken der Energetischen Psychologie können nur Dinge auflösen, die im Ungleichgewicht sind. Was in Ihrem Inneren wirklich im Gleichgewicht ist, lässt sich so auch nicht «auflösen». Manche Raucher wollen nicht für sich selbst, sondern für einen anderen Menschen mit dem Rauchen aufhören. Das wird nicht funktionieren, es kann sich aber ändern! Für diesen Fall finden Sie Hilfe in Kapitel 5.

Ein echtes Dilemma

Wenn Sie jedoch noch rauchen und wirklich damit aufhören wollen, dann leben Sie mit diesem inneren Kampf: Die eine oder andere Zigarette fühlt sich kurzfristig gut oder sogar notwendig an. Gleichzeitig wissen Sie rational ganz genau, dass Sie langfristig zunehmenden Schmerz erleben werden, wenn Sie nicht mit dem Rauchen aufhören. Weil Sie aber vielleicht bereits erfolglos versucht haben aufzuhören, verbinden Sie auch das Aufhören mit Schmerz. (Wenn Sie selbst keinen erfolglosen Versuch hinter sich haben, kennen Sie vielleicht andere Raucher, die es erfolglos versucht haben oder denen es gar richtig schlechtging, als sie sich selbst gezwungen haben, nicht zu rauchen. Auch von dort kann der Schmerz rühren.)

Sie erleben also Schmerz, *solange Sie rauchen*, weil Sie eigentlich aufhören möchten. Auf der anderen Seite erleben Sie ebenso Schmerz, *wenn Sie aufhören*, weil Sie eigentlich rauchen möchten. Sie würden nur «vom Regen in die Traufe» kommen, würden Sie so aufhören!

Und genau das ist der Grund, warum Ihr eingebautes Entscheidungssystem, das von Ihrem Unbewussten durch Freude und Schmerz gesteuert wird, bis jetzt versagt hat, wenn es darum ging, mit dem Rauchen aufzuhören. Wenn Sie zwischen Freude und Schmerz wählen können, dann ist die Entscheidung sehr leicht. Wenn Sie aber nur zwischen Schmerz und Schmerz wählen sollen, wie sollen Sie sich dann entscheiden? Ihr Entscheidungssystem steckt fest.

* * *

Wenn Sie bis hierher aufmerksam gelesen haben, dann wissen Sie, dass das Aufhören nur dann mit Schmerz verbunden ist, wenn Sie mit Willenskraft aufhören und sich zwingen, keine Zigarette mehr zu rauchen. Wenn Sie die Klopftechniken aus der Energetischen Psychologie richtig anwenden, dann werden Sie diesen Schmerz nicht erleben, weil dann das Rauchbedürfnis aufgelöst wird. Bisher mussten Sie verdrängen, mit welchem Schmerz das Rauchen wirklich verbunden ist, damit Sie beim Rauchen nicht «verrückt» werden. Und wenn jemand anders versucht hat, Ihnen diesen Schmerz vor Augen zu führen, dann hat er Stress ausgelöst und damit bewusst oder unbewusst Ihr Rauchbedürfnis noch erhöht. Doch es gibt einen Punkt, an dem es für Sie von entscheidender Bedeutung ist, der schmerzhaften Wahrheit ins Auge zu sehen und den Schmerz wirklich zuzulassen, egal, wie viele Zigaretten Sie kurzfristig deshalb rauchen müssen. Wenn Sie verstanden haben, was Sie bis jetzt gelesen haben, dann ist dieser Punkt jetzt gekommen: Sie müssen nicht mehr innerlich feststecken zwischen «Schmerz und Schmerz», zwischen dem Schmerz des Weiterrauchens und dem Schmerz des erzwungenen Aufhörens. Unter der Voraussetzung, dass es wirklich möglich ist, das Rauchbedürfnis aufzulösen, ja zu heilen, können Sie sich jetzt zwischen Schmerz und *Freude* entscheiden!

Ich möchte Ihnen noch ein Geheimnis verraten: Sie werden mit Ihrer Entscheidung dann Erfolg haben, also schmerzfrei und mit einer unbeschreiblichen Freude aufhören, wenn Sie den im Folgenden beschriebenen Prozess nicht nur mit dem Kopf nachvollziehen, sondern intensiv mit dem Herzen dabei sind. Ich werde Sie in diesem Kapitel in Gefühle von Schmerz als auch von Freude führen. Buchstaben auf dem Papier können Ihnen jedoch keine Gefühle machen; diese Gefühle erzeugen Sie selbst, wenn Sie sich beim Lesen darauf einlassen und sich die Dinge ganz lebendig vorstellen. Es ist entscheidend für Ihren Erfolg, dass Sie dies wirklich tun!

Dabei liegt es mir fern, Ihnen aus irgendeiner bösen Absicht heraus Schmerzen zufügen zu wollen. Wenn ich im Folgenden Ihren Lebensweg darstelle, wie er aussehen könnte, wenn Sie weiterrauchen, dann tue ich das, weil ich weiß, dass es die optimale Vorbereitung für Ihren Weg in die Freiheit ist. Dass es tatsächlich funktioniert, habe ich in Einzelsitzungen und Seminaren immer wieder beobachten können. Falls Sie beim Durcharbeiten der folgenden Absätze ein Rauchbedürfnis verspüren, dann rauchen Sie! Es wird den Erfolg nicht beeinträchgen.

Nochmals: Ihr Erfolg hängt davon ab, ob Sie jetzt Ihre Gefühle zulassen, und zwar so intensiv, wie es Ihnen nur möglich ist. Deshalb ist es wichtig, dass Sie dieses Kapitel ungestört, in Ruhe und ohne Unterbrechung lesen und alle Aufforderungen befolgen. Sie werden dabei zunächst Schmerz fühlen, möglicherweise sogar körperlichen Schmerz. Wenn Sie jedoch dranbleiben und den Vorgang nicht unterbrechen und bis zum Ende durchführen, werden Sie anschließend große Freude spüren. Ich kann Ihnen versichern, dass diese Freude dauerhaft sein kann, wenn Sie am Ende des Kapitels Ihre persönliche Entscheidung treffen!

Eine Weihnachtsgeschichte für Raucher

Die Idee der folgenden Geschichte lehnt sich an das Buch «Eine Weihnachtsgeschichte» von Charles Dickens an. In dieser Geschichte trifft der herzlose und selbstsüchtige Ebenezer Scrooge an Weihnachten auf mehrere Geister: den Geist der vergangenen, der gegenwärtigen und der zukünftigen Weihnacht. Dieser letzte Geist zeigt Scrooge den Augenblick seines Todes und führt ihn zu seinem eigenen Grabstein. Scrooge erkennt, wohin ihn sein Leben führen wird, wenn er es unverändert weiterführt. Er ist tief betroffen, ändert sein Leben und lebt fortan glücklich weiter.

Ich lade Sie jetzt ein, sich die folgenden Beschreibungen so realistisch und bildlich wie möglich vorzustellen. Lesen Sie deshalb bitte langsam und lassen Sie sich Zeit für Ihre inneren Wahrnehmungen, Ihre inneren Bilder, Gefühle und vielleicht auch Gerüche.

Stellen Sie sich einen Fußweg vor. Vielleicht führt dieser Weg durch eine Hügellandschaft, die mit Pflanzen bewachsen ist. Sie spazieren diesen Weg entlang und sehen, wie in der Ferne eine Weggabelung auftaucht. Sie gehen weiter ... und weiter ... und erreichen die Weggabelung. Hier teilt sich der Weg nach links und rechts.

Drehen Sie sich jetzt in Gedanken ein wenig nach links und betreten Sie den Weg, der nach links führt. Dies ist Ihr Weg des Weiterrauchens. Dieser Weg führt leicht bergab, und Sie können ihn wie ganz von alleine gehen. Gehen Sie nun diesen Weg entlang und betrachten Sie ihn genau. Wie sieht er aus, der Weg des Rauchens? Vielleicht ist er sandig oder steinig oder mit Pflanzen bewachsen? Oder betoniert? Wie sieht Ihr Weg aus? Gehen Sie ihn weiter, immer genau betrachtend, und gehen Sie so lange den Weg weiter, bis Sie ein Jahr in der Zukunft angekommen sind. Und Sie kommen hier an: ein Jahr in der Zukunft.

Stellen Sie sich bildlich vor, Sie haben ein Jahr lang weiter geraucht, und es sind nicht weniger Zigaretten geworden, denn Sie sind ganz einfach auf dem linken Weg, leicht bergab, weitergegangen. Alle Kippen, die Sie in diesem einen Jahr weggeworfen haben, liegen hier vor Ihnen auf dem Weg und am Wegesrand. Wenn Sie nach unten sehen, stehen Sie bis zu den Knöcheln in Ihren eigenen Kippen. Es herrscht große Unordnung, und es stinkt. Es stinkt nach all dem Rauch, den Sie in diesem einen Jahr ein- und ausgeatmet haben.

Schauen Sie sich nun den Wegesrand genau an ... Wenn Sie ganz genau schauen, finden Sie verschiedene Dinge und Symbole: Symbole, die dafür stehen, dass Sie ein Jahr weiter geraucht haben. Schmerzhafte Symbole. Welche Symbole sind es? Was sehen Sie? Nehmen Sie sich jetzt ein wenig Zeit, um darüber nachzudenken, und seien Sie neugierig, welche Symbole Sie hier sehen!

Schauen Sie nun auf Ihre Finger, auf Ihre Haut, während Sie Ihre qualmende Zigarette in der Hand halten. Wie sieht Ihre Haut aus? Ich weiß nicht, ob Ihre Finger gelb sind oder ob sie riechen. Wenn sie gelb sind, wie weit erstreckt sich dieses Gelb? Wie genau riechen Ihre Finger, und wie schmecken sie, wenn Sie daran lecken? Riechen Sie nun an Ihrer Kleidung, nehmen Sie ruhig einen ganz tiefen Atemzug. Wie riecht Ihre Kleidung? Welches Kleidungsstück riecht am unangenehmsten? Wie riecht überhaupt alles hier?

Ich bitte Sie darum, dass Sie jetzt für einen Moment Ihre Augen schließen und diese Szene hier, ein Jahr in der Zukunft auf dem linken Weg, real werden lassen. Nehmen Sie sich dafür so viel Zeit, wie Sie brauchen. **Lesen Sie erst dann weiter!**

* * *

Haben Sie es getan? Gut! Gehen Sie nun weiter auf dem linken Weg, leicht bergab, fünf Jahre in die Zukunft. Schauen Sie wieder genau auf den Weg, auch auf den Wegesrand, hier auf dem linken Weg. Wie alt sind Sie jetzt, fünf Jahre später? Schauen Sie sich um … Sie stecken bis zu den Knien in den Kippen fest, die Sie in diesen fünf Jahren geraucht haben. Können Sie es spüren? Und hören Sie genau hin: Vielleicht hören Sie das Rascheln der Papierreste der Zigarettenfilter, die ganz leicht an Ihren Beinen kratzen. Alles ist voller Asche, überall verteilt ist feiner grauer Staub. Auch auf Ihrer Haut, Ihrem Kopf, Ihrem Körper. Auch in Ihnen drin, unter der Haut, in der Lunge, den Blutgefäßen. Die Luft ist so dicht voller Rauch, dass Ihnen das Atmen schwerfällt. Riechen Sie es? Atmen Sie nochmals tief ein und spüren Sie, wie es sich anfühlt, hier, nach weiteren fünf Jahren auf dem Weg des Rauchens. Es ist nur Ihr eigener Rauch, den Sie in den letzten fünf Jahren selbst ausgeatmet haben. Es sticht in der Lunge, bei jedem Atemzug. Sie müssen immer wieder husten, ob Sie wollen oder nicht. Und auch hier sind Symbole am Wegesrand. Seien Sie neugierig, welche Symbole Sie hier entdecken, und schauen Sie sie sich in aller Ruhe an.

Drehen Sie sich nun kurz nach links um und schauen Sie an den Wegesrand. Sie sehen dort einen großen Spiegel. Der Spiegel ist so hoch, wie Sie groß sind. Sie können sich ganz darin sehen. Schauen Sie sich genau an! Wie sehen Sie aus, in diesem Spiegel, während Sie hier in Ihren gerauchten Kippen stecken, mit einer rauchenden Zigarette in der Hand? Wie sieht Ihre Haut in Ihrem Gesicht aus? Schauen Sie auf Ihre Augen, die Haut unter den Augen, dann auf Ihre Finger ... beobachten Sie sich ganz genau, nach weiteren fünf Jahren des Rauchens, und lassen Sie jedem Gefühl Raum, das jetzt vielleicht deutlicher wird. Denken Sie daran, dass Sie es hier auf diesem Weg nicht geschafft haben aufzuhören. Schauen Sie sich im Spiegel in die Augen. Wie sehen Ihre Augen aus, hier, nach fünf weiteren Jahren des Rauchens? Wie halten Sie Ihren Körper? Stehen Sie hier in Ihrem Rauch stark, aufrecht und gerade, oder sind Sie gebückt? Wie halten Sie Ihre Schultern? Und wie sieht Ihre Kleidung aus, und wie riecht sie?

Der Spiegel, vor dem Sie jetzt stehen, ist kein normaler Spiegel. Er hat eine ganz besondere Fähigkeit. Wenn Sie tief hineinsehen, dann können Sie dort Ihre innersten und geheimsten Gedanken wahrnehmen, die Sie über sich selbst haben. Sie werden in diesem Spiegel sichtbar und fühlbar, so wie unter einer Wasseroberfläche. Fühlen Sie, wie es in Ihnen aussieht, wenn Sie hier auf diesem linken Weg an das Thema Rauchen denken. Wie fühlen Sie sich in Ihrem Innersten? Lassen Sie alle Gefühle jetzt zu, lassen Sie sie einfach hochsprudeln, jetzt. Und bleiben Sie so lange bei diesen Gefühlen, wie Sie es aushalten – und dann noch ein klein wenig länger.

Schließen Sie nun nochmals für einen Augenblick Ihre Augen und konzentrieren Sie sich ganz auf dieses Szene. Fühlen Sie in Ihren Körper. Wo können Sie dieses unangenehme Gefühl in Ihrem Körper wahrnehmen?

* * *

Gehen Sie jetzt noch weiter auf dem linken Weg, diesmal zehn Jahre in die Zukunft, abermals leicht bergab, auf dem Weg, den Sie inzwischen schon so gut kennen. Gehen Sie langsam und bedächtig, und irgendwann kommen Sie an, hier, zehn Jahre in der Zukunft. Sie haben zehn Jahre weiter geraucht. Inzwischen stecken Sie bis zu den Hüften fest: Sie stecken fest, nur in Ihren eigenen Kippen, die Sie in diesen zehn Jahren geraucht haben. Sie versuchen einzuatmen und nehmen einen beißenden Schmerz wahr. Kommt dieser Schmerz daher, dass die Luft hier undurchdringlich voller Rauch ist, voll von dem Rauch, den Sie in diesen zehn Jahren selbst ausgeatmet haben? Oder hat der Schmerz eine schlimmere Ursache? Ich werde Ihnen hier in der Zukunft keine Krankheit suggerieren, denn Sie wissen selbst ganz genau, was passieren kann. Schauen Sie nach den Symbolen am Wegesrand ... wenn Sie sie durch den dichten Rauch noch erkennen können. Sie versuchen wieder einzuatmen und spüren wieder einen stechenden Schmerz, nur ist er noch viel stärker als beim letzten Mal. Und sicher hat dieser Schmerz auch eine Farbe ... und bestimmt auch ein Geräusch. Und Sie wissen: Sie haben zehn Jahre lang weiterhin Gift durch ein Röhrchen in sich hineingesaugt. Denn Zigaretten sind nichts anderes als Gift, in Papier gewickelt.

Und hier, mitten in dieser schmerzvollen Situation, mitten in diesem Rauch, meldet sich ein bekanntes Gefühl, das auf diesem linken Weg immer da war, wenn Sie sich schlecht gefühlt haben: Sie müssen eine Zigarette rauchen, jetzt sofort. Der Rauch ist hier so dicht, dass es nicht mehr leicht ist, die Zigarette anzuzünden, aber es gelingt Ihnen. Stellen Sie es sich ganz genau vor! Und stellen Sie sich vor, wie beim Versuch, an dieser Zigarette zu ziehen, der Schmerz zurückkommt. Unerträglich. Überall.

Schließen Sie jetzt für einen Augenblick Ihre Augen und machen Sie sich die Situation ganz bewusst. Sie brauchen es nicht lange zu tun. Nur so lange es geht.

Jetzt!

Haben Sie es getan? Haben Sie die Gefühle gespürt? Sehr gut! Nun lassen Sie die Szene verblassen, denn alles, was Sie gerade in diesen zehn Jahren erlebt haben, ist zum Glück noch nicht passiert. Orientieren Sie sich in der Gegenwart. Schauen Sie sich um ... wo sind Sie? Was sehen Sie wirklich? Öffnen Sie wenn möglich ein Fenster und atmen Sie nun tief ein und aus. Um sich noch mehr zu entspannen, schauen Sie beim Einatmen nach oben an die Zimmerdecke oder den Himmel und beim Ausatmen nach unten auf den Boden. Wiederholen Sie dies ein paarmal, bis Sie sich in Ihrem Inneren völlig klar fühlen.

Kommen Sie nun zurück an den Beginn des Weges und an den Ort, an dem sich der Weg verzweigt. Wenden Sie sich dem Weg zu, der nach rechts geht. Dieser Weg geht am Anfang ein Stückchen bergauf, denn Sie müssen einen bewussten Schritt machen, um ihn zu gehen. Wenn Sie diesen Schritt nicht machen würden, dann würden Sie automatisch den linken Weg gehen. Sie lesen dieses Buch, um mit dem Rauchen aufzuhören, also entscheiden Sie sich und gehen nun in Ihrer Vorstellung ein paar Schritte auf dem rechten Weg. Gehen Sie auf diesem Weg jetzt ein Jahr in die Zukunft und schauen Sie sich wieder um: Wie sieht dieser Weg aus? Gibt es hier Pflanzen am Wegesrand? Wie sehen sie aus, wie riechen sie? Und während Sie den Weg weitergehen, ein Jahr in die rauchfreie Zukunft, wie fühlen sich Ihre Schritte an, wenn Sie wissen: Das Rauchbedürfnis ist völlig aufgelöst, und Sie sind frei. Wie fühlt es sich an? Stellen Sie es sich ganz einfach vor!

Nach einigen Schritten kommen Sie an, ein Jahr in der Zukunft. Der Weg ist frisch und sauber, gerade so, als wäre er frisch gereinigt worden. Vielleicht sehen Sie ein paar Steinchen auf dem Weg, doch wenn Sie genau hinsehen, sind diese Steinchen poliert, glänzen … und fühlen sich ganz glatt an. Dieser Weg ging bisher ein ganzes Jahr durch eine wunderschöne Natur. Schauen Sie sich an, wie die Natur auf Ihrem persönlichen rechten Weg genau aussieht! Nehmen Sie die verschiedenen Grüntöne wahr, den blauen Himmel und all die anderen Farben. Die Sonne scheint genauso, wie Sie es mögen, und ein leichter, angenehmer Wind streift sanft über Ihr Gesicht. Atmen Sie. Atmen Sie jetzt tief ein! Ich würde mich nicht wundern, wenn Sie die frischere Luft hier wirklich spüren können, denn während Sie tief, ganz tief einatmen, wissen Sie, dass Sie frei sind vom Rauchen. Während der leichte Wind und die angenehme Sonne Ihr Gesicht und Ihren Körper umspielen, beginnen Sie zu spüren, dass Ihr Körper sich verändert hat … wie genau, glauben

Sie jetzt, fühlt es sich an, nach einem Jahr auf diesem Weg? Schauen Sie sich nun Ihre Haut an, riechen Sie an Ihrer frischen Kleidung. Atmen Sie nochmals tief ein und spüren Sie, wie der Atem ganz leicht durch Ihre Nase in den Körper fließt, sich dort verteilt und Energie mitbringt ... eine Energie wie ein Sonnenstrahl, der Sie morgens an der Nase kitzelt, sanft und gleichzeitig ungemein stark. Spüren Sie, wie sich Ihre körperliche Leistungsfähigkeit gewaltig erhöht hat, denn ihr Körper ist in einem Jahr sehr gesundet. Sie können viel besser riechen und schmecken. Ihre Freude an Bewegung hat zugenommen, denn Ihr Verhältnis zu Ihrem eigenen Körper ist geheilt.

Welche Symbole sehen Sie nun am Wegesrand? Nehmen Sie sich jetzt ein wenig Zeit, über die passenden Symbole nachzudenken. Erst dann schließen Sie Ihre Augen und lassen die Szene hier, ein Jahr in der Zukunft, auf dem rechten Weg, noch realer werden. Bleiben Sie eine Weile in diesem Bild, diesem Gefühl, diesem Geruch und diesem Geschmack, bevor Sie weiterlesen.

* * *

Gehen Sie nun weiter auf Ihrem rechten Weg, diesmal fünf Jahre in die Zukunft. Spüren Sie, wie es Ihnen immer leichter fällt zu laufen, wie Sie bei jedem Schritt frische Luft einatmen, die Sie riechen und sogar schmecken können ... frische, klare Luft, die Energie in Ihren Körper bringt. Nach einigen schnellen und leichten Schritten kommen Sie an, fünf Jahre in der Zukunft, und atmen tief ein. Die Luft fühlt sich nun noch frischer und klarer an, so als wären Sie in den Bergen. Und es ist tatsächlich so: Diese frische und klare Luft, der ganze Sauerstoff, gelangt nun völlig ungehindert in Ihren noch gesünderen Körper. Riechen Sie den Duft Ihrer Haut, riechen Sie die Frische Ihrer Kleidung! Schauen Sie sich Ihren Weg an. Ihre guten Symbole am Wegesrand: Welche Symbole stehen für diese Station in Ihrem Leben, nach fünf Jahren auf diesem Weg?

Auch hier finden Sie einen Spiegel, so hoch wie Ihr Körper. Schauen Sie sich an. Wie halten Sie jetzt Ihren Körper? Schauen Sie Ihr Gesicht an, Ihre Augen, die Mundwinkel ... die vielleicht ein bisschen lächeln. Schauen Sie sich in die Augen, leicht und locker ... und fühlen Sie in diese tiefere Ebene, in Ihre Gedanken, die Sie über sich selbst haben, was das Rauchen betrifft, hier auf Ihrem guten Weg. Schauen Sie sich so lange in die Augen, wie Sie möchten, und währenddessen atmen Sie ruhig weiter, und mit jedem Atemzug gelangt die frische, klare, gesunde Luft tiefer in Ihren Körper, und Sie schauen sich tiefer in Ihre entspannten, wohlwollend lächelnden Augen. Genießen Sie diesen Anblick!

Nun schließen Sie Ihre Augen und nehmen sich die Zeit, diese Szene noch viel realer werden zu lassen, hier, fünf Jahre in der Zukunft.

Nun gehen Sie weiter ... nein, Sie gehen nicht, man könnte fast sagen, Sie hüpfen! Stellen Sie sich vor, dass Ihr Schritt so leicht geworden ist, dass Ihre Füße vom Boden geradezu abfedern ... und gehen Sie weiter auf Ihrem rechten Weg, zehn Jahre in die Zukunft. Wie alt sind Sie jetzt? Bemerken Sie, dass Sie sich vielleicht sogar jünger fühlen, als Sie gedacht hätten, denn die viele gute und frische Luft hat Ihrem Körper gutgetan. Ihr Körper ist nun wieder durch und durch gesund, schlank und muskulös, alle Organe sind gut durchblutet und strotzen vor Energie. Denn Sie sind Nichtraucher, schon seit zehn Jahren! Es ist lange her, sehr lange, dass Ihnen Zigaretten etwas bedeutet haben.

Sie sind frei.

Legen Sie nun das Buch kurz beiseite und stehen Sie auf. Strecken Sie dann Ihre Arme nach oben in die Luft, schauen Sie auch nach oben, atmen Sie tief ein und lächeln Sie. Es ist egal, ob Sie dieses Lächeln nur spielen oder nicht. Probieren Sie es einfach aus. Fühlen Sie, wie gut es sich anfühlt. Spüren Sie die Luft, die in Ihren Körper strömt und Sie gesunden lässt. So können Sie sich für immer fühlen, wenn Sie frei sind. Wenn Sie mögen, dann tun Sie dies. Stehen Sie auf.

Jetzt!

* * *

Kommen Sie nun zurück an die Weggabelung und überlegen Sie sich gut, ob Sie bereit sind, eine Entscheidung zu treffen. Schauen Sie sich die Verzweigung an und die beiden Wege. Sie sind frei, sich zu entscheiden. Die Entscheidung liegt in Ihrer Hand.

Möchten Sie nichts ändern und weiter rauchen, dann brauchen Sie nun nichts zu tun. Der linke Weg geht sich wie von alleine, und Sie können dieses Buch beiseitelegen und weiter rauchen. Möchten Sie den rechten Weg gehen, dann brauchen Sie jetzt noch nicht zu wissen, wie genau Sie es schaffen können. Sie brauchen jetzt noch nicht mit dem Rauchen aufzuhören oder sich auch nur einzuschränken. Ihr rechter Weg fängt nämlich nur mit Ihrer Entscheidung an, ab sofort an jedem Tag für 15–30 Minuten die Klopftechniken der Energetischen Psychologie anzuwenden, die ich Ihnen in den nächsten beiden Kapiteln erkläre. Um mehr geht es nicht. Hören Sie jetzt bitte nicht mit dem Rauchen auf. Nehmen Sie ruhig Ihre Angst oder das Unbehagen wahr, dass Ihnen etwas fehlen könnte, wenn Sie jetzt sofort aufhören würden. Nehmen Sie auch eventuelle Befürchtungen wahr, dass das alles nicht funktionieren könnte oder dass Sie doch wieder anfangen könnten.

All diese Ängste oder Befürchtungen werden Sie ab sofort in einer liebevollen und guten Art auflösen, und dies wird so lange dauern, «wie es eben dauert». Es kann sein, dass Sie nur einen Tag lang klopfen und dann Nichtraucher sind. Es kann auch sein, dass Sie einige Wochen oder einige Monate jeden Tag 15–30 Minuten investieren werden. Genau das ist jetzt Ihre Entscheidung. Mit Ihrer Entscheidung verpflichten Sie sich jetzt sich selbst gegenüber, jeden Tag für 15–30 Minuten nach der Anleitung in diesem Buch zu klopfen, so lange, bis Sie frei sind und dann noch eine Weile darüber hinaus, damit Sie frei bleiben.

Entscheiden Sie sich, denn Sie stehen *jetzt* an der Weggabelung! Nicht gestern, nicht morgen, sondern *genau jetzt in diesem Moment, in dem Sie diesen Satz lesen.* Meine Frage an Sie ist: Wollen Sie? Treffen Sie Ihre Entscheidung jetzt! Wenn Sie nicht wollen, dann gehen Sie Ihren Weg als Raucher einfach weiter und schenken Sie dieses Buch jemandem, der *wirklich* aufhören will. Wenn Sie jedoch bereit zur Veränderung sind, dann gratulieren Sie sich, ganz ehrlich, und gönnen Sie sich etwas Gutes.

Und ich verspreche Ihnen: Auch wenn Sie mit dem Klopfen anfangen, dürfen Sie weiter so viel rauchen, wie Sie möchten, denn hier geht es nicht um Zwang, sondern um Freiheit! Wenn Sie täglich klopfen, dann haben Sie eine sehr gute Chance, dass Sie an einen Punkt kommen, an dem Sie spüren, dass Sie bereit sind aufzuhören. Und es wird unerwartet leicht sein, sehr leicht.

In den folgenden Kapiteln werde ich Sie auf diesem Weg begleiten. Dieses Buch wird Sie auch nach dem Aufhören auf Ihrem weiteren Weg in die Freiheit begleiten, solange Sie möchten. Wenn Sie Ihre Entscheidung getroffen haben, dann wissen Sie, dass Sie auf Ihrem rechten Weg sind.

Beginnen Sie mit dem nächsten Kapitel dann, wenn Sie wirklich Lust dazu haben. Keine Sekunde früher und keine Sekunde später.

4   Klopfen – Eine erstaunliche Technik für Ihre Freiheit

«Als Raucher kennt er alle Tricks gegen die Logik der Lunge.»
Dr. phil. Manfred Hinrich, deutscher Philosoph

Während meines Psychologiestudiums in Australien hatte ich eine kleine Praxis, in der ich Menschen half, mit dem Rauchen aufzuhören. Ich arbeitete hauptsächlich mit Hypnose und hatte gute Erfolge mit den verschiedensten Klienten.

Eines Abends fand ich im Internet einen Aufsatz über eine Klopftechnik aus der sogenannten Energetischen Psychologie. Ich verbrachte eine ganze Nacht damit, alles darüber im Internet zu lesen, was ich finden konnte. Schnell spürte ich, dass diese Techniken eine perfekte Ergänzung zu meiner bisherigen Arbeit in der Rauchentwöhnung sein würden, und diese Intuition hat sich als Wahrheit herausgestellt. Die Klopftechniken der Energetischen Psychologie, die ich in diesem Buch beschreibe, waren eine der wichtigsten Ergänzungen für meine Arbeit, die mir in meiner Karriere begegnet sind. Bis heute nutze ich Hypnose gleichermaßen wie die Klopftechniken der Energetischen Psychologie, die ganz unabhängig von der Hypnose funktionieren. Die Techniken sind leicht selbst zu erlernen und anzuwenden.

In diesem Kapitel möchte ich Ihnen diese Klopftechniken vorstellen, weil sie sich zur Rauchentwöhnung besonders gut eignen, vor allem auch dann, wenn sie im Rahmen der Selbsthilfe angewendet werden. Ich lade Sie ein, die hier beschriebenen Techniken sofort nach dem Lesen auszuprobieren. So bekommen Sie schnell das «Handwerkszeug», um dann im nächsten Kapitel Ihr Rauchbedürfnis systematisch Schritt für Schritt dauerhaft aufzulösen.

★ ★ ★

Was hat Sie bisher daran gehindert, ganz einfach mit dem Rauchen aufzuhören? Auf der einen Seite sind dies sicher viele «rationale» Gedanken und Begründungen. Auf der anderen Seite stehen die Gefühle, ob sie nun verdrängt sind oder nicht. Um mit den hier vorgestellten Klopftechniken vom Rauchen frei zu werden, ist es hilfreich, wenn Sie die Dinge, die Sie ändern, auflösen oder heilen wollen, genau kennen. Das bedeutet, dass Sie während dieser Arbeit Ihre Gedanken und Glaubenssätze zum Thema Rauchen ebenso kennenlernen wie Ihre bewussten oder noch verborgenen Gefühle und Ängste. Es ist oftmals erstaunlich einfach, die negative emotionale Energie dieser unterschiedlichen Aspekte aufzulösen, sobald sie alle bewusst geworden sind.

Warum klopfen?

Die hier vorgestellte Klopftechnik der Energetischen Psychologie eignet sich hervorragend, um alle Aspekte Ihres Rauchbedürfnisses aufzulösen. Dies betrifft sowohl Ihre Gedanken, die Sie bisher an der Freiheit gehindert haben, als auch Ihre Gefühle. Die Zusammenhänge, die Sie im vorletzten Kapitel als die «Wahrheit über das Rauchen» kennengelernt haben, und Ihre Entscheidung, mit dem Klopfen zu beginnen, sind die ideale Voraussetzung für Ihren Erfolg mit der Klopftechnik.

Nicht wenige meiner Klienten berichten mir nach ihrer ersten Anwendung der Klopftechnik, dass sie diese Technik, salopp gesagt, für «reichlich bekloppt» gehalten hätten. Dies kann ich niemandem verübeln, denn das Klopfen widerspricht dem, was wir üblicherweise zur Lösung von emotionalen Problemen kennen. Nach einigem Experimentieren haben sich jedoch sehr viele dieser Menschen durch eigene Erfahrung von der Wirksamkeit der Technik überzeugt.

In den vergangenen Kapiteln haben Sie gelernt, dass Rauchen keine Drogensucht ist, sondern ein unbewusster emotionaler Teufelskreis. Die hier vorgestellte Klopftechnik ist eines der wirksamsten Instrumente zum emotionalen Selbstmanagement, deshalb eignet sie sich auch besonders zur Lösung des Teufelskreises des Rauchens.

Auch wenn die wissenschaftlichen Beweise für die Wirkungsweise dieser Technik noch nicht endgültig erbracht sind, zeigt sich die Wirksamkeit für mich als Therapeuten im oftmals erstaunlichen Erfolg in der praktischen Arbeit. Die Wirkung tritt häufig augenblicklich ein, und sie geht sehr tief direkt an die emotionalen Ursachen des Rauchbedürfnisses.

Lassen Sie uns also beginnen!

Die Grundidee

Die Energetische Psychologie ist ein recht großes Feld, das viele einzelne Methoden umfasst. In diesem Buch soll es nicht darum gehen, einen umfassenden theoretischen Überblick über diese Methoden zu geben; vielmehr möchte ich Ihnen konkrete Anleitungen bieten, wie Sie praktisch damit arbeiten können. Wenn Sie mehr über die Energetische Psychologie erfahren möchten, finden Sie in der Literaturliste einige Bücher mit gesammeltem Hintergrundwissen.

Stellen Sie sich eine Person vor, die Angst vor Spinnen hat. Wenn sie eine Spinne sieht, wird sie körperliche Symptome der Angst spüren: Zittern, Schweißausbrüche, hohe Körperspannung, Panikgedanken usw. Sicher ist sie eines nicht: ruhig und entspannt. Die Angstreaktion ist unvereinbar mit einem Gefühl von Ruhe. Wenn man jedoch mittels einer Technik gleichzeitig das Gefühl von Ruhe und den angstauslösenden Reiz erzeugt, dann geschieht etwas Wunderbares: Die Angstreaktion schwächt sich sehr schnell ab und kann sogar ganz verschwinden. Der Körper lernt in Sekundenschnelle eine neue Reaktionsweise, und wenn diese besser in das «Gesamtsystem» aus Körper, Bewusstsein und Unbewusstem passt, dann bleibt die neue Reaktion dauerhaft erhalten.

Genau dies ist der Kern der Klopftechnik, die ich Ihnen nun beschreiben werde. Sie werden lernen, sich auf eine störende Emotion zu konzentrieren und gleichzeitig die Technik auszuüben. Dadurch werden Bewusstsein, Unbewusstes und der Körper gleichermaßen angesprochen, und Sie können die Emotion sanft lösen. Sie wissen bereits, dass Rauchen weder eine rein körperliche noch eine rein mental-emotionale

Angelegenheit ist. Es ist eine Kombination aus beidem, und genau deshalb ist ein Behandlungsverfahren sinnvoll, das beides integriert. Denn durch das Rauchen beeinflussen Sie sich sowohl emotional (durch den Teufelskreis des Rauchens) als auch körperlich (durch das Gift in den Zigaretten).

Das Ziel der Klopftechnik der Energetischen Psychologie ist das Lösen von ungewünschten oder ungewünscht starken Emotionen. So können Sie mit dieser Technik beispielsweise unerwünschten Stress lösen. Haben Sie Angst vor dem Sprechen in der Öffentlichkeit? Auch dann kann die Technik wirken. Oder kennen Sie jemanden, der Angst vor Spinnen hat oder gar tiefgreifende emotionale Blockaden mit Folgen für sein Lebensglück? Auch dann kann diese Technik angebracht sein, denn mit ihr können Sie direkt an die Wurzel eines Problems vordringen, anstatt nur oberflächliche Symptome zu beseitigen.

Emotionen lösen in acht Schritten

Zunächst möchte ich Ihnen die Technik in einer Übersicht darstellen, denn dann ist es leicht, anschließend die Details zu verstehen. Im Grunde genommen ist die Technik ganz einfach, und sogar kleine Kinder erlernen sie in kurzer Zeit, um zum Beispiel von ihrer Angst vor Albträumen frei zu werden. Lesen Sie die folgenden Abschnitte also am besten mit der Neugierde und Offenheit eines Kindes, und es wird Ihnen leichtfallen, die Schritte zu verstehen und anzuwenden!

Die Schritte der Klopftechnik

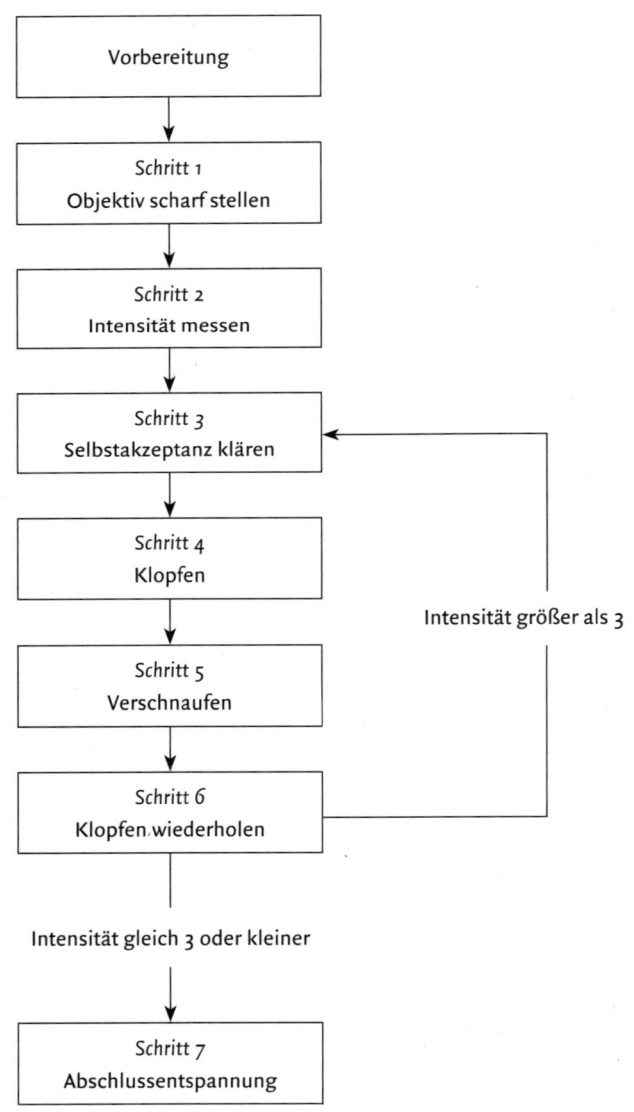

Vorbereitung

Schritt 1
Objektiv scharf stellen

Schritt 2
Intensität messen

Schritt 3
Selbstakzeptanz klären

Schritt 4
Klopfen

Schritt 5
Verschnaufen

Schritt 6
Klopfen wiederholen

Intensität größer als 3

Intensität gleich 3 oder kleiner

Schritt 7
Abschlussentspannung

Vorbereitung: Zur Ruhe kommen

Bevor Sie mit dem Klopfen beginnen, sollen Sie zur Ruhe kommen.

Schritt 1: Das Objektiv scharf stellen

Um nicht durcheinanderzukommen, ist es wichtig, jeden einzelnen Aspekt einer emotionalen Blockade gesondert zu behandeln. In Schritt 1 stellen Sie das Objektiv scharf und können somit auf einen einzelnen Aspekt des Ganzen blicken.

Schritt 2: Die Intensität messen

Um wahrzunehmen, welche Teile einer emotionalen Blockade sich ändern, müssen Sie deren Intensität messen. Das geschieht in Schritt 2.

Schritt 3: Die Selbstakzeptanz klären

Hatten Sie schon einmal eine Begegnung mit Ihrem «inneren Schweinehund»? In diesem Schritt geht es darum, ihn zu besänftigen, um schneller und sanfter zur Lösung zu gelangen.

Schritt 4: Klopfen

Dies ist das eigentliche Herzstück der Technik. Hier stimulieren Sie durch Klopfen verschiedene Punkte Ihres Körpers und lösen somit störende Emotionen.

Schritt 5: Verschnaufen

Eine kurze Pause, um die Veränderungen zu einem Teil Ihres Selbst werden zu lassen. In der Energetischen Psychologie sprechen wir von «Integrieren».

Schritt 6: Klopfen

Hier wiederholen Sie die Klopfsequenz aus Schritt 4 und verstärken hierdurch die Wirkung des Klopfens.

Schritt 7: Abschlussentspannung

Dies ist ein weiterer Integrationsschritt, der ähnlich wie Schritt 5 dazu dient, die Veränderungen und das neu Gelernte abschließend zu integrieren.

Vorbereitung: Zur Ruhe kommen

Setzen Sie sich bequem zurecht, auf einen Stuhl oder Sessel, oder stellen Sie sich bequem und aufrecht hin, die Knie leicht angewinkelt. Es ist wichtig, dass Ihre Füße einen guten Kontakt zum Boden haben, vermeiden Sie also Sessel, in die Sie tief «einsinken». Überkreuzen Sie bitte während des Klopfens nicht Ihre Beine. Nehmen Sie Ihren Atem wahr: Wo spüren Sie ihn? Im Brustkorb, in Ihrem Bauch? Lassen Sie den Atem langsamer und tiefer werden und atmen Sie in den Bauch hinein. Spüren Sie, wie Sie jetzt «einen Gang zurückschalten» und wie ihr Körper langsam ruhiger wird. Zu Beginn mag dies einige Minuten dauern, doch schon bald werden Sie diesen Zustand in wenigen Sekunden wie automatisch abrufen können.

Schritt 1: Das Objektiv scharf stellen

Erinnern Sie sich kurz an das Gefühl des Rauchbedürfnisses, also das Gefühl, eine Zigarette rauchen zu wollen. Wahrscheinlich besteht dieses Gefühl aus verschiedenen Teilen: Zum einen gibt es da vielleicht ein körperliches Gefühl, das sich bei vielen Rauchern ähnlich wie Hunger anfühlt. Dazu haben Sie vielleicht einen bestimmten Geschmack im Mund oder einen Geruch in der Nase. Weiterhin gibt es sicherlich Gedanken oder eine innere Stimme, die etwas sagt wie: «Ich möchte jetzt rauchen!», oder: «Oh, jetzt rauchen, das wäre schön!» Nehmen Sie sich einige Sekunden Zeit und stellen Sie fest, aus welchen verschiedenen Anteilen Ihr ganz persönliches Rauchbedürfnis besteht. Und dann wählen Sie einen dieser Teile – wir nennen sie ab jetzt «Aspekte» – aus.

Stellen Sie sich vor, Sie hätten eine Kamera mit einem Teleobjektiv und Sie richten dieses Objektiv auf Ihr «Rauchbedürfnis» in einer ganz bestimmten Situation, zum Beispiel morgens am Küchentisch zusammen mit dem frischen Kaffee in Ihrer Lieblingstasse. Stellen Sie das

Objektiv so ein, dass diese Situation und das damit verbundene Gefühl von Rauchbedürfnis ganz scharf werden und alles andere ein wenig verschwimmt, und während Sie diese Einstellung vornehmen, spüren Sie so deutlich wie möglich, wie sich dieses Rauchbedürfnis in der jeweiligen Situation anfühlt.

Haben Sie die Kamera scharf gestellt? Dann geben Sie dieser Situation einen Namen, zum Beispiel «meine Morgen-Kaffee-Zigarette». Schreiben Sie Ihren eigenen Namen für diese Situation auf ein Blatt Papier, um sich die nächsten Schritte zu erleichtern.

Schritt 2: Die Intensität messen

Stellen Sie sich vor, Sie haben ein Messgerät mit einer Skala von 0 bis 10, ähnlich wie ein Thermometer. Dieses Gerät misst die Intensität eines Gefühls. Nehmen Sie nun dieses Gerät und messen Sie die Intensität des Rauchbedürfnisses, wie es jetzt in diesem Moment ist. Es ist nicht wichtig, wie stark das Gefühl früher einmal war oder wie stark es sein soll, sondern wie stark es *jetzt in diesem Moment* ist, wenn Sie sich die betreffende Situation, die Sie in Schritt 1 fokussiert haben, lebendig vor Augen führen oder wenn Sie sich gerade wirklich in der Situation befinden, dass ein starkes Rauchbedürfnis dazu geführt hat, dass Sie am liebsten «an Ort und Stelle» eine Zigarette rauchen möchten. Auch ein Thermometer misst nicht die Temperatur von gestern, sondern immer die Temperatur zum Zeitpunkt der Messung.

Stufen Sie nun die Stärke des Rauchbedürfnisses in der Situation ein, mit der Sie arbeiten möchten. Fragen Sie sich: Auf einer Skala von 0 bis 10 (wobei 10 das Stärkste ist), wie stark ist Ihr Rauchbedürfnis jetzt in dieser Situation? Schreiben Sie diese Zahl auf! Falls es Ihnen schwerfällt, zu einer Antwort zu finden, dann fragen Sie sich: Wenn es ein Gerät gäbe, das mir diese Stärke anzeigt, was würde es anzeigen? Falls Sie sich nicht sicher sind, dann nehmen Sie die erste Zahl, die Ihnen in den Sinn kommt, denn das ist meist die (unbewusst) korrekte Antwort.

Es ist wichtig, dass Sie sich hier nicht einreden, Sie hätten in einer Situation schon weniger Rauchbedürfnis. Sie können Ihr Unbewusstes so nicht überlisten. Sie werden sehr stolz auf sich sein können, wenn Sie erleben, dass Sie in einer Situation wirklich frei sind und nichts vermissen. Doch setzen Sie keinen falschen Stolz ein, um sich eine niedrigere Zahl auf der Skala einzubilden als diejenige, die den Gefühlen in Ihrem Inneren entspricht. Damit tun Sie sich keinen Gefallen!

Schritt 3: Die Selbstakzeptanz klären

Viele meiner Klienten, die mich wegen eines Problems in meiner Praxis aufsuchen, haben ein zusätzliches Problem: Sie akzeptieren sich nicht als Person mit diesem Problem. Um genau zu sein, habe ich bisher nur sehr wenige Menschen getroffen, die sich selbst voll und ganz akzeptieren, obwohl sie ein Problem haben, sei es das Rauchen oder irgendetwas anderes. Durch diese oft dauerhafte Selbstentwertung wird das eigentliche Problem noch viel stärker, als es tatsächlich ist.

Versuchen Sie bitte Folgendes: Folgen Sie mir kurz in meinem Beispiel, vergegenwärtigen Sie sich eine bestimmte Situation, in der Sie noch ein deutliches Rauchbedürfnis spüren, und sagen Sie laut folgenden Satz:

«Auch wenn ich in dieser Situation ein Rauchbedürfnis habe, liebe und akzeptiere ich mich voll und ganz!»

Wie klingt dieser Satz? Ist er wahr? Ist er falsch? Oder irgendwo dazwischen? Vielleicht fiel es Ihnen schwer, diesen Satz überhaupt zu sagen, oder Sie spürten die eine oder andere Blockade, als Sie ihn aussprachen.

Massieren Sie nun mit einer Hand kräftig den «Selbstakzeptanzpunkt» und wiederholen Sie diesen Satz dreimal laut:

«Auch wenn ich in dieser Situation ein Rauchbedürfnis spüre, liebe und akzeptiere ich mich voll und ganz!»

Das wichtige an diesem Schritt ist, dass Sie dem Punkt näher kommen, an dem Sie sich selbst akzeptieren, trotz Ihres störenden Gefühls. Es ist zu diesem Zeitpunkt noch nicht wichtig, dass Sie sich schon vollends akzeptieren, es geht jedoch um die Verbesserung Ihrer Selbstbeziehung. Denn Selbstablehnung verursacht ja bekanntlich Stress, und zunehmen-

Selbstakzeptanzpunkt

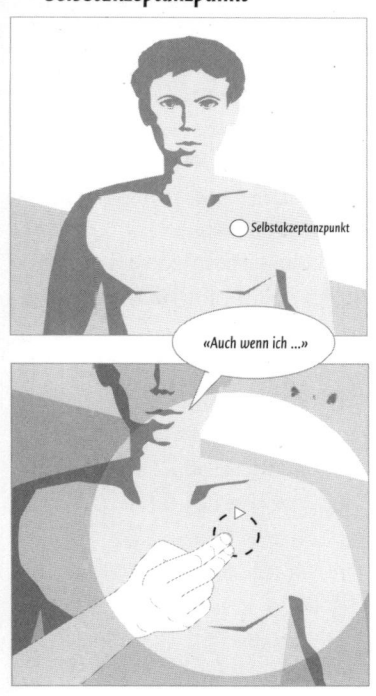

Selbstakzeptanzpunkt

«Auch wenn ich ...»

der Stress steigert bloß wieder Ihr Rauchbedürfnis. Das Akzeptieren jedoch ist ein Prozess, der während der Anwendung der Klopftechniken fortschreitet. Seien Sie also geduldig mit sich!

Schritt 4: Klopfen

Nachdem Sie die Vorbereitungsarbeit geleistet haben, können Sie nun mit dem eigentlichen Entkoppeln Ihres Rauchbedürfnisses von der Situation beginnen. Dies ist ganz einfach: Bleiben Sie auf die genaue Situation (in unserem Beispiel der Kaffee am Frühstückstisch) konzentriert, halten Sie also das Objektiv scharf gestellt, und klopfen Sie nacheinander die Körperpunkte, die Sie in der Abbildung sehen.

Nehmen Sie zum Klopfen am einfachsten den Zeige- und Mittelfinger Ihrer rechten Hand, wenn Sie Rechtshänder sind (andernfalls die linke), und klopfen Sie jeden einzelnen Punkt für die Dauer eines Atemzugs. Wie schnell und wie fest Sie klopfen, liegt ganz an Ihnen. Die meisten Menschen erzielen die beste Wirkung mit schnellem und kräftigem Klopfen, ähnlich dem Stakkato-Spielen auf einem Klavier. Aber achten Sie bitte darauf, dass Sie sich nicht wehtun: Es ist nicht notwendig, sich blaue Flecke zu klopfen!

Sobald Sie an einem Punkt mit dem Klopfen beginnen, sprechen Sie die Benennung Ihres Problems (hier «meine Morgenkaffee-Zigarette») kurz laut aus, um «am Ball» zu bleiben. Wiederholen Sie dieses laute

Klopfpunkte

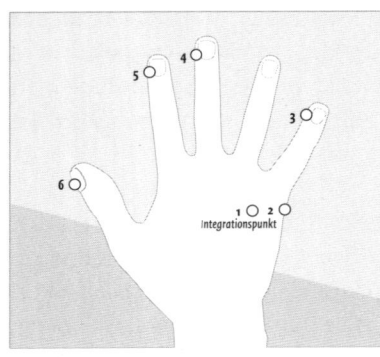

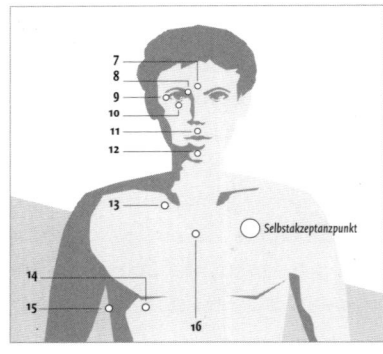

Hier liegen die Klopfpunkte
(Die Körperseite ist egal):

1. Auf dem Handrücken zwischen dem Kleinfinger- und dem Ringfinger.
2. An der Handkante, und zwar dort, wo sich eine Falte bildet, wenn man eine Faust schließt. In Höhe des Kleinfingerknöchels.
3. Am Nagelfalz des Kleinfingers.
4. Am Nagelfalz des Mittelfingers.
5. Am Nagelfalz des Zeigefingers.
6. Am Nagelfalz des Daumens.
7. Zwischen den Augenbrauen.
8. Auf der Augenbraue am Innenwinkel.
9. Am Auge seitlich.
10. Unter dem Auge, auf dem Jochbogen.
11. Unter der Nase.
12. Zwischen der Unterlippe und dem Kinn.
13. Zwei Querfinger unterhalb des Schlüsselbeins.
14. Zwischen der Brust und dem Rippenbogen.
15. Unter dem Arm, ca. eine Handbreite unter der Achsel.
16. Im oberen Drittel des Brustbeins.

Aussprechen bei jedem Punkt. Wenn Sie mit diesen Techniken mit mir oder einem meiner Kollegen arbeiten würden, wäre es dessen Aufgabe, dafür zu sorgen, dass Ihr Objektiv immer scharf gestellt bleibt. Wenn Sie alleine arbeiten, ist das laute Aussprechen (und auch Aufschreiben!) sehr wichtig, damit Sie am Ball bleiben.

Wenn Sie mehr über die Bedeutung der einzelnen Klopfpunkte erfahren möchten, dann finden Sie in der Literaturliste im Anhang Hinweise auf weitere Bücher zum Thema (z. B. Müller, J. V., 2001). Für Ihren Erfolg in der Anwendung zur Rauchentwöhnung brauchen Sie nur zu wissen, wo die Klopfpunkte in etwa liegen. Sie brauchen die Punkte nicht auf den Millimeter genau zu treffen, es genügt völlig, die Punkte im Umkreis von einigen Zentimetern zu klopfen. Selbst die Reihenfolge der Punkte tut überhaupt nichts zur Sache, und auch die Seite (links/rechts) ist für den Erfolg des Klopfens nicht maßgeblich. Wichtig ist jedoch, dass Sie beim Klopfen immer beim Thema bleiben, indem Sie die Benennung des Problems bei jedem Punkt laut aussprechen. Es empfiehlt sich jedoch, sich eine Klopfreihenfolge anzugewöhnen, damit Sie diese parat haben, wenn Sie sie akut brauchen. Durch das Klopfen und den folgenden Schritt werden verschiedene neuronale Areale aktiviert, und gleichzeitig passiert das, was ich weiter oben erklärt habe: Sie konzentrieren sich gleichzeitig auf eine unangenehme Emotion, während Sie Ihren Körper entspannen, erzeugen also zwei Gefühle gleichzeitig, die normalerweise nicht gleichzeitig auftreten. Dies sorgt dafür, dass mit der Zeit etwas Neues entstehen kann.

Schritt 5: Verschnaufen

Schauen Sie auf Schritt 8 der Abbildung. Klopfen Sie den dargestellten Integrationspunkt an Ihrem linken oder rechten Handrücken und führen Sie folgende Schritte 1 bis 7 aus, während Sie den Integrationspunkt weiter klopfen:

1. Schließen Sie Ihre Augen.
2. Öffnen Sie die Augen wieder.
3. Schauen Sie nach unten rechts.
4. Schauen Sie nach unten links.
5. Rollen Sie Ihre Augen kreisförmig in eine Richtung.
6. Rollen Sie Ihre Augen kreisförmig in die andere Richtung.
7. Summen Sie eine kurze Melodie, zählen Sie rückwärts von 5 bis 1 und summen Sie die Melodie erneut.

Was auf den ersten Blick merkwürdig aussehen mag, erfüllt eine wichtige Funktion: die Integration der emotionalen Entkoppelung, die in Schritt 4 stattgefunden hat.

Zwischenentspannung

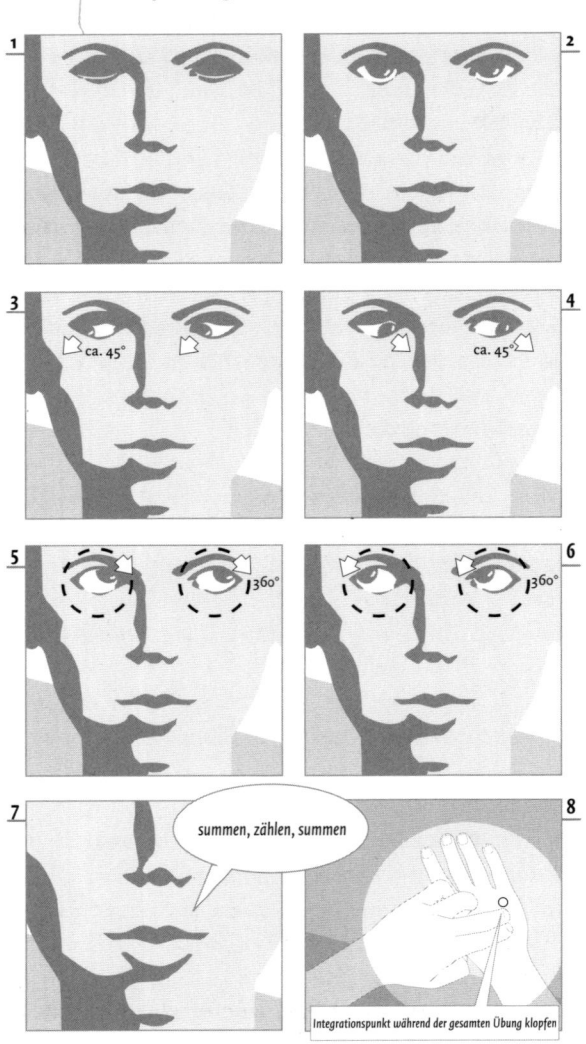

Es ist egal, ob Sie beim Augenrollen die Augen zuerst nach rechts oder nach links bewegen. Stellen Sie sich eine sehr große Uhr vor, die direkt vor Ihnen steht, und beobachten Sie den Sekundenzeiger, wie er ungewöhnlich schnell seine Runde dreht, beginnend und endend bei der 12.

Schritt 6: Klopfen

Wiederholen Sie die Klopfroutine aus Schritt 4 einmal. Denken Sie daran, die Benennung des Gefühls (hier «meine Morgen-Kaffee-Zigarette») bei jedem Punkt laut auszusprechen! Sollte die Intensität bereits nachgelassen haben, so sagen Sie einfach «mein restliches Rauchbedürfnis».

Stufen Sie nach dieser zweiten Klopfrunde erneut die Intensität des Gefühls ein, wieder auf einer Skala von 0 bis 10. Wenn die Intensität nun noch größer als 3 ist, gehen Sie wieder zu Schritt 3 zurück.

Schritt 7: Abschlussentspannung

Zum Abschluss können Sie den Integrationspunkt klopfen, den Sie bereits in Schritt 5 geklopft haben, und machen bitte währenddessen Folgendes:

1. Schließen Sie Ihre Augen.
2. Öffnen Sie sie wieder.
3. und 4. Schauen Sie zum Boden, halten Sie Ihren Kopf dabei ruhig und führen Sie Ihre Augen langsam vom Boden bis zur Zimmerdecke oder, wenn Sie im Freien sind, bis nach oben in den Himmel.
5. Schließen Sie Ihre Augen, atmen Sie tief ein und langsam aus.

Zusammenfassung

Die oben beschriebene Klopftechnik hat einige entscheidende Vorteile gegenüber anderen psychologischen Methoden:

- Sie können Sie immer und überall anwenden. Wenn Sie nicht in der Öffentlichkeit klopfen möchten, dann ziehen Sie sich z. B. einfach für einige Minuten auf eine Toilette zurück.
- Die Technik ist für alle möglichen emotionalen Blockaden und störenden Gefühle gleichermaßen anwendbar, auch wenn sie mit dem Rauchen überhaupt nichts zu tun haben.

Abschlussübung

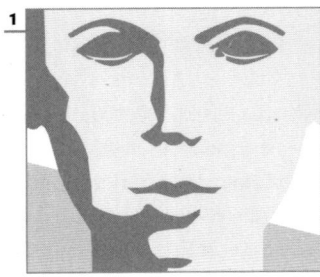

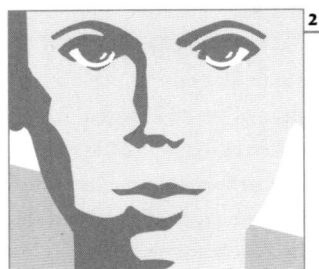

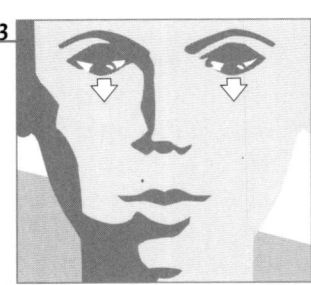

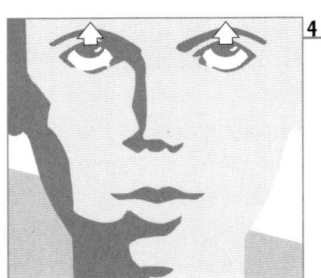

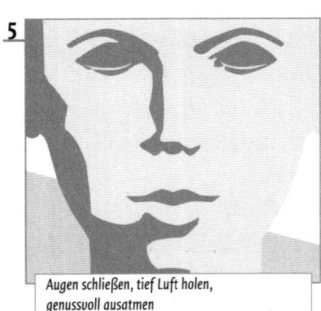

Augen schließen, tief Luft holen, genussvoll ausatmen

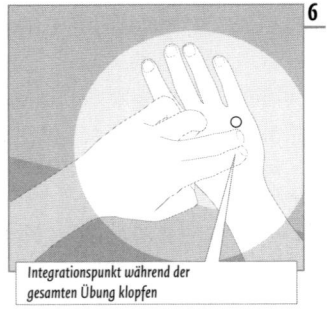

Integrationspunkt während der gesamten Übung klopfen

- Die Technik kann sogar bei körperlichen Beschwerden eingesetzt werden. Dann stellen Sie Ihr «Objektiv» nicht auf eine emotionale belastende Situation scharf, sondern auf das körperliche Gefühl: Wo genau sitzt es? Fühlt es sich groß an oder klein?

- Sie können die Technik sogar dann einsetzen, wenn es um ein Problem einer anderen Person geht. Natürlich nicht, indem Sie bei der anderen Person klopfen, sondern indem Sie sich überlegen, wie dieses Problem der anderen Person Sie selbst betrifft, und damit an sich selbst arbeiten. Dies könnte hilfreich sein, falls andere Menschen Probleme damit haben sollten, dass Sie so einfach und leicht frei vom Rauchen geworden sind. Vor allem wenn Ihre Partnerin oder Ihr Partner noch raucht, sollten Sie sich diesem Thema widmen, es in Ihr Objektiv nehmen und beklopfen. In Kapitel 7 erfahren Sie alles, was Sie hierzu wissen sollten.

- Weil der Prozess der Entkoppelung im Unbewussten stattfindet, müssen Sie sich keine Gedanken über die Herkunft oder «Bedeutung» eines Gefühls machen. Viele therapeutische Methoden zielen darauf ab, Gefühle genau zu verstehen, bevor sie gelöst werden. Ihr Unbewusstes jedoch ist hochintelligent und weiß ganz genau, welche «Bedeutung» und welche Wurzeln jedes einzelne Gefühl hat. Wenn Sie also darauf vertrauen – und Sie haben allen Grund dazu! –, dass Ihr Unbewusstes die Hintergründe zu jedem Gefühl kennt, können Sie auch darauf vertrauen, dass die Klopftechnik diese Hintergründe nahezu automatisch bearbeitet. Selbst wenn es auf den ersten Blick so aussieht, als würden Sie ein Gefühl nur «an der Oberfläche» bearbeiten: In Wirklichkeit dringen Sie für Ihr Bewusstsein unbemerkt in die Tiefe bis zum Kern eines Problems vor!

Seien Sie kreativ!

Bei der Anwendung der Klopftechnik der Energetischen Psychologie gilt es, zwei Dinge zu beachten: Zum einen ist es wichtig, systematisch zu arbeiten, das heißt jeden einzelnen Aspekt mit dem Objektiv «scharf» zu stellen, bevor sie sich einem anderen Aspekt widmen. Gleichzeitig haben Sie eine große kreative Freiheit bei der Anwendung, denn den Möglichkeiten der Klopftechnik sind kaum Grenzen gesetzt. Seien Sie kreativ, neugierig und versuchen Sie es – nachdem Sie den Weg zum Nichtraucher geschafft haben – auch mit anderen emotionalen Herausforderungen!

5 So werden Sie für immer frei – Schritt für Schritt

«So geht es mit Tabak und Rum: Erst bist du froh,
dann fällst du um.»
Wilhelm Busch, Die Haarbeutel

Stellen Sie sich vor, ich sage Ihnen nun, dass Sie für mehrere Monate jeden Tag 15–30 Minuten mit den Klopftechniken der Energetischen Psychologie verbringen sollten. Werden Sie das bestimmt tun? Wie hoch ist die Wahrscheinlichkeit, dass daraus vielleicht ein «Ich sollte, aber ich mache es doch nicht» wird? Falls dies passiert und Sie dann am Ende eines Tages denken: «Ich hätte heute klopfen sollen», aber Sie haben es nicht getan, dann würde es Ihnen Stress bereiten, bewusst und unbewusst. Und Sie wissen ja, was dann geschieht: Sie würden noch eine Zigarette zusätzlich rauchen. Sie hätten dieses Buch gelesen, hätten vielleicht sogar erlebt, dass die Klopftechniken wirkungsvoll sind, aber sie hätten nicht lange genug geklopft, um für immer freier Nichtraucher zu werden.

Dies alles könnte passieren, wenn Sie nicht den wichtigsten «Trick» bei der Anwendung der Klopftechniken kennen. Dieser Trick ist ganz einfach, und ich möchte ihn erklären: Stellen Sie sich jeden einzelnen Aspekt Ihres Rauchbedürfnisses wie einen Baum vor. Jede einzelne Angst und jede einzelne Überzeugung, warum Sie es bisher nicht geschafft haben, mit dem Rauchen aufzuhören, jeder einzelne Gedanke, was Ihnen fehlen würde usw., ist einer dieser Bäume. Ein Baum mag für das Rauchbedürfnis nach einer Tasse Kaffee stehen, ein anderer für die Angst, dass Sie sich in Ihrer Pause nicht mehr richtig entspannen können, und wieder ein anderer Baum kann die emotionale Verbindung zu rauchenden Freunden und Bekannten sein.

Die meisten Raucher haben recht viele dieser Bäume, oft sind es so viele, dass sich ein regelrechter Wald ergibt. Nennen wir ihn einfach den «Wald des Rauchens», gefüllt mit Ihren ganz persönlichen Bäumen. Gäbe es diesen Wald nicht mehr, würden Sie nicht mehr rauchen. Auch wenn

Bäume in Wirklichkeit natürlich wunderbare Pflanzen sind, sie erhalten und gepflegt werden sollten, sollen sie hier als Symbol stehen für Probleme und Hindernisse, die Sie loswerden möchten.

Um in diesem Bild zu bleiben, sind die Klopftechniken der Energetischen Psychologie vergleichbar mit einer sehr scharfen und leichten Axt: Mit einer solchen Axt können Sie einen einzelnen Baum in erstaunlich kurzer Zeit effektiv fällen. Wenn Sie jedoch mit Ihrer Axt ziellos durch den Wald laufen und hier und da ein paar Äste abschlagen, wird sich am Wald nichts Spürbares verändern: Er sieht noch immer aus wie ein Wald, und einige Äste weniger fallen kaum auf.

Wenn Sie jedoch jeden Tag gezielt einige Bäume fällen, einen Baum nach dem anderen, dann wird sich der Wald im Laufe der Zeit immer mehr lichten. Dabei können Sie einen Effekt beobachten, der in der Energetischen Psychologie «Verallgemeinerungseffekt» genannt wird: Sie müssen nicht jeden Baum einzeln fällen. Wenn Sie eine bestimmte Regel befolgen, dann werden Sie erleben, dass weitere Bäume wie von alleine umfallen, weil sie sozusagen von einem einzigen Baum mitgerissen werden. Diese Regel lautet: *Fällen Sie immer zunächst den größten Baum, den Sie finden können, bevor Sie sich kleineren Bäumen zuwenden.*

Stellen Sie sich nun kurz vor, dass Sie in einigem Abstand vor Ihrem «Wald des Rauchens» stehen und Ihre scharfe, leichte Axt in den Händen halten. Sie können den Wald gut überblicken und sehen Bäume (= Probleme) verschiedenster Größe. Jetzt könnten Sie einfach darauf zulaufen, sich den größten Baum aussuchen und mit dem Fällen beginnen. Der größte Baum könnte hier zum Beispiel für die Situation stehen, in der es Ihnen am schwersten fällt, auf Zigaretten zu verzichten.

In dem Augenblick, in dem Sie loslaufen wollen, werden Sie jedoch mit großer Wahrscheinlichkeit etwas erleben, was Sie vielleicht nicht erwartet haben. Der vielen Menschen wohlbekannte «innere Schweinehund» hindert Sie daran, erfolgreich zu sein. Dieser «innere Schweinehund» ist wie ein neuer großer Baum, der innerhalb von Sekunden genau vor Ihrer Nase aus dem Boden sprießt, genau zwischen Ihnen und dem Wald.

Dieser Baum, der für Ihren «inneren Schweinehund» steht, ist in

Wirklichkeit natürlich nicht Ihr Feind. Es fühlt sich vielleicht zunächst so an, denn solange dieser Baum steht, können Sie Ihr Ziel nicht erreichen. Doch dieser Baum ist ein Teil von Ihnen, sogar ein sehr wichtiger! Wenn Sie versuchen, diesen Teil zu bekämpfen, dann bekämpfen Sie sich selbst, und wenn man sich selbst bekämpft, dann entsteht Stress. Langfristig kann es unmöglich funktionieren, sich selbst zu bekämpfen. Möchten Sie einen Beweis? Denken Sie kurz hierüber nach: Wenn Sie gegen einen Teil von sich selbst kämpfen, was würde es bedeuten zu gewinnen? Richtig, wenn zwei Persönlichkeitsteile kämpfen und einer gewinnt, dann verliert der andere. Also verliert bei einem Kampf immer einer Ihrer Teile, und selbst wenn es jahrelang «unentschieden» steht, kostet dieser Kampf Sie ungeheuer viel Energie. Die Lösung für dieses Dilemma bietet die Energetische Psychologie: Nutzen Sie die Selbstakzeptanzsätze und beziehen Sie diese Sätze nicht nur auf sich selbst, sondern auch auf den inneren Teil, den Sie ansonsten vielleicht bekämpft hätten.

* * *

Ich habe in meiner Laufbahn als Therapeut viele zum Teil sehr wirkungsvolle Techniken gelernt, die durchaus dazu geeignet sind, auch meine eigenen persönlichen Blockaden zu lösen. Doch wie viele von diesen Techniken habe ich nach einer anfänglichen Begeisterung dauerhaft und lange genug angewendet, um wirklich mein Ziel zu erreichen? Nur sehr wenige. Vielen meiner Freunde und Kollegen geht es ganz ähnlich: Wenn der innere Schweinehund kommt, wenn also unerwartet und gänzlich unerwünscht ein neuer Baum vor dem Wald aus dem Boden sprießt, dann erzeugt das ein ungutes Gefühl. Der Versuch, mit Willenskraft um diesen Baum herumzugehen und ihm auszuweichen, bleibt ohne Erfolg, weil er oft so groß ist, dass er die Sicht versperrt. Manchmal ist er sogar so groß, dass man ihn überhaupt nicht wahrnimmt! Die Klopftechniken der Energetischen Psychologie gehören zu den wenigen Techniken, die ich bis heute für mich selbst regelmäßig anwende, denn ich habe herausgefunden, was ich tun muss, damit es auf Dauer funktioniert.

Sie müssen dieses «Geheimnis» nur kennen und anwenden, um Ihr

Ziel leicht zu erreichen: Sie müssen diesen einen besonderen Baum erkennen, sobald er beginnt, aus dem Boden zu sprießen. Das ist mit etwas Übung sehr leicht: Sobald Sie merken, dass Sie etwas davon abhält, *jeden Tag konsequent* 15–30 Minuten zu klopfen und auch gedanklich bei der Sache zu bleiben, können Sie sicher sein, dass gerade dieser Baum vor Ihnen steht und Sie daran hindert, Ihre eigentliche Arbeit an den Bäumen im Wald des Rauchens zu tun. Wenn Sie dann den Baum erkannt haben, müssen Sie nur Ihre sehr effektive «Axt» ansetzen, also die Klopftechniken, um gezielt den «Baum des inneren Schweinehundes» anzugehen und ihn langsam und behutsam zurechtzustutzen.

Im Gegensatz zu den meisten anderen Bäumen im Wald hat dieser Baum übrigens die Tendenz, sehr schnell nachzuwachsen. Manchmal dauert es nur Sekunden, bis er nachgewachsen ist, doch im Laufe der Zeit bleibt er immer länger verschwunden. Das funktioniert dann, wenn Sie beim Klopfen *zu jeder Zeit* sensibel bleiben, wenn Sie also lernen zu spüren, dass Sie «irgendetwas» am Weiterklopfen hindert. Sie werden möglicherweise erleben, dass Sie gerade mit Freude und Erfolg in Ihrem Wald arbeiten, also mit dem Klopfen erfolgreich einzelne Aspekte Ihres Rauchbedürfnisses auflösen und dann, obwohl es gut funktioniert hat, schlagartig die Motivation verlieren und sich ablenken. Es ist wie in einem Science-Fiction-Film, in dem Sie plötzlich von Ihrem «Arbeitsplatz» mitten im Wald zurück vor den Wald «gebeamt» werden. Sie stehen wieder vor dem «Baum des inneren Schweinehundes», der unbemerkt nachgewachsen war.

Diejenigen Anwender der Klopftechniken, die diese Zusammenhänge nicht erkennen, geben dann möglicherweise auf und denken: «Ich schaffe es nicht, regelmäßig zu klopfen, ich bin zu willensschwach dafür!» Dabei hat es mit Willensstärke *nichts* zu tun! Das Geheimnis für Ihren Erfolg mit den Klopftechniken der Energetischen Psychologie lässt sich so zusammenfassen:

1. Arbeiten Sie mit den Klopftechniken immer nur an einem einzelnen Baum, und zwar zu jeder Zeit an dem Baum, der Ihnen am größten erscheint.

2. Der größte Baum ist meist der «Baum des inneren Schweinehundes»,

der vor dem «Wald des Rauchens» wächst. Sobald dieser Baum da ist, sollte er während Ihrer täglichen Klopfzeit Ihre volle Aufmerksamkeit bekommen, selbst wenn das bedeutet, dass Sie vorerst nur diesen Baum bearbeiten und den Rest des Waldes vorerst außer Acht lassen. Lassen Sie sich nicht verführen, diesen Baum mit Willenskraft zu umgehen. Wenn Sie dranbleiben und daran arbeiten, diesen Baum langsam abzutragen, werden Sie mit sehr hoher Wahrscheinlichkeit erfolgreich sein.

3. Nur wenn der «Baum vor dem Wald» verschwunden ist, klopfen Sie am jeweils größten Baum im Wald, also an der jeweils größten Herausforderung im Hinblick auf Ihre Freiheit vom Rauchen. Klopfen Sie ganz spezifisch nur an einem klar abgegrenzten Thema. Wenn Sie mit Ihrer Axt ziellos durch den Wald laufen, erreichen Sie nichts.

4. Ignorieren Sie beim Klopfen vorerst alle Bäume, die kleiner sind als der jeweils größte Baum. Der zweitgrößte Baum kommt erst dann an die Reihe, wenn der größte Baum weg ist.

Ich betone es nochmals, weil es so wichtig ist: Es ist erforderlich, dass Sie unverzüglich an dem «Baum vor dem Wald» klopfen, sobald er auftritt und solange er da ist. Wie lange und wie häufig das bei Ihnen persönlich sein wird, lässt sich nicht voraussagen. Es können wenige Minuten sein, einige Stunden oder sogar Tage. Manche Menschen brauchen dafür weniger Zeit, andere brauchen viel mehr Zeit. Dann merken Sie, dass es plötzlich leicht wird, die Bäume im Wald anzugehen. Während Sie dann, meistens mit Begeisterung, im Wald arbeiten, wächst der Baum davor oft unbemerkt. Seien Sie wachsam. Klopfen Sie lieber zweimal zu viel als einmal zu wenig am «inneren Schweinehund».

Glauben Sie mir, dies allein ist der Schlüssel für Ihren Erfolg in der Anwendung der Klopftechniken. Alles andere, was jetzt folgt, ist die praktische Umsetzung, und die ist erstaunlich einfach.

Klopfen in den Tagesablauf integrieren

Reservieren Sie sich an jedem Tag 15–30 Minuten zum Klopfen. Welche Tageszeit für Sie am besten geeignet ist, hängt vor allem von Ihrem gewohnten Tagesablauf ab. Wenn Sie gern frühmorgens aufstehen, dann ist es für Sie wahrscheinlich am besten, wenn Sie Ihren Wecker 15–30 Minuten früher stellen und die «Klopfzeit» in Ihre Morgenroutine integrieren. Der frühe Morgen, noch bevor Ihr Tag «offiziell» anfängt, ist dann die beste Zeit für Sie. Wenn Sie ein ausgesprochener «Nachtmensch» sind, dann wird es für Sie möglicherweise nicht passen, Ihre Klopfzeit am Morgen zu machen. Suchen Sie sich dann eine andere passende Zeit. Natürlich können Sie auch einfach ausprobieren, was für Sie am besten passt.

Dabei ist eines wichtig: Es ist eine viel größere Herausforderung, wenn Sie Ihre Klopfzeit an jedem Tag zu einer anderen Zeit machen wollten, denn Sie müssten diese Entscheidung jeden Tag neu treffen. Und alles, was wir regelmäßig wiederholen, wird zur Gewohnheit. Wenn es Ihnen möglich ist, dann sollten Sie sich für Ihre tägliche Klopfzeit einen ungestörten Ort suchen. Es ist nämlich sehr wirkungsvoll, bestimmte Sätze beim Klopfen laut auszusprechen. Diese Sätze mögen sich für Außenstehende vielleicht etwas ungewöhnlich anhören, doch das laute Aussprechen ist sehr hilfreich. Manche Anwender nutzen die Klopftechnik zum Beispiel im Auto auf einem Parkplatz, wo sie leicht für 15–30 Minuten am Tag ungestört sein können. (Klopfen Sie jedoch bitte nicht *während* des Fahrens oder in anderen Situationen, die Ihre Aufmerksamkeit erfordern!)

Sie werden natürlich nicht für den Rest Ihres Lebens klopfen müssen. Ich empfehle Ihnen, täglich zu klopfen, bis Sie vom Rauchen frei sind, danach auch weiterhin täglich, bis Sie ganz sicher sind, dass das Thema Rauchen für Sie erledigt ist, ohne jedes emotionale Ungleichgewicht. Ab diesem Zeitpunkt brauchen Sie nicht mehr regelmäßig am Thema Rauchen zu klopfen, denn Sie sind frei! Sollte jedoch unerwartet ein neuer Aspekt auftreten, dann ist es wichtig, dass Sie wieder mit dem Klopfen beginnen, bis auch dieser Aspekt aufgelöst ist. Wie bereits oben erwähnt, kann die Phase des täglichen Klopfens nur wenige Tage dauern, doch sie kann auch ein halbes Jahr andauern. Im Durchschnitt liegt diese Zeit bei einigen Wochen. Wenn Sie es also schaffen, nur für wenige Wochen das Klopfen zu einer solchen Gewohnheit werden zu lassen, wie es das Rauchen ist, sind Ihnen schon 80 Prozent des Erfolgs sicher.

Legen Sie jetzt die Tageszeit und auch den Tag für Ihre ersten 15–30 Minuten Klopfzeit fest. Am besten schreiben Sie sich diese Zeit direkt auf einen Zettel oder an den Rand dieser Buchseite. Ob Sie 15, 20 oder 30 Minuten klopfen, können Sie ganz nach Ihren eigenen Wünschen entscheiden. Sie können die Dauer auch innerhalb dieses Rahmens jederzeit anpassen. In der Praxis hat es sich bewährt, hier Spielraum zu haben. Wenn Sie merken, dass Sie «gut dabei sind» und weiterklopfen möchten, dann tun Sie es. Wenn Sie nach 15 Minuten das Gefühl haben, dass es für diesen Tag reicht, dann können Sie mit gutem Gewissen Ihre Klopfzeit beenden, selbst wenn Sie mehr Zeit dafür reserviert hatten. Es ist weitaus besser, 15 Minuten lang «bei der Sache» zu bleiben, als sich 30 Minuten lang abzulenken.

Die vier Ablenker

Bevor Sie die Bäume in Ihrem eigenen Wald angehen können, die direkt mit Ihrem Rauchbedürfnis zu tun haben, gibt es bei Ihnen möglicherweise noch einige Themen, die zuvor bearbeitet werden sollten, um wirklich schnell frei vom Rauchen werden zu können. Diese Themen sind nicht bei jedem Raucher aktuell; falls Sie jedoch zu den Betroffenen gehören, kann es sein, dass dies die wichtigsten Themen sind, die Sie vor allen anderen bearbeiten müssen, um wirklich frei zu werden. Diese vier wichtigen Themen möchte ich Ihnen beschreiben, bevor wir uns Ihrem persönlichen Wald widmen.

Ablenker 1: Der Baum vor dem Wald

Sicher erinnern Sie sich an die Weggabelung von Seite 57. Der linke Weg ging abwärts, der rechte Weg stieg zu Beginn leicht an. Und tatsächlich können die ersten Schritte an den ersten Tagen etwas beschwerlich sein. Um den Vorgang zu erleichtern, empfehle ich Ihnen, an den ersten drei Tagen nur an Ihrer Motivation zum Weitermachen zu klopfen. Dabei brauchen Sie nicht laufend zu prüfen, ob der «Baum vor dem Wald» noch steht. Gehen Sie während dieser Phase einfach davon aus, *dass* er noch steht. Und wenn Sie ihn nicht sehen, dann tun Sie einfach so, als stünde er noch! Ihr «innerer Schweinehund» hat über die Jahre sicher sehr geschickte Methoden entwickelt, sich unsichtbar zu machen. Diese Verfahrensweise funktioniert oft erstaunlich gut, um danach wirklich effektiv an die eigentlichen Themen herangehen zu können.

Verbringen Sie also Ihre ersten drei Tage auf dem rechten Weg mit dem Thema der Motivation: Fragen Sie sich, ob Sie tatsächlich motiviert sind, mit dem Rauchen aufzuhören, und wenn Sie nur den geringsten Zweifel verspüren, dann wenden Sie die Klopftechnik auf diesen Zweifel an, und zwar so lange, bis er komplett gelöst ist. Erst dann sollten Sie mit den weiteren Schritten fortfahren.

Ablenker 2: Andere wollen, dass Sie aufhören

Häufig spreche ich mit Rauchern, die an einem Seminar zur Rauchentwöhnung teilnehmen oder bei mir oder meinen Kollegen eine Einzelsitzung buchen möchten. Wenn ich nachfrage, warum sie aufhören wollen, höre ich ganz unterschiedliche Begründungen. Viele erleben es zum Beispiel als Unfreiheit, weiterhin rauchen zu müssen, manche fühlen sich als Raucher ausgegrenzt oder empfinden das Einatmen von Gift als nicht passend zu ihrem ansonsten gesunden Lebensstil. Ich frage dann meist, ob es Menschen gibt, die ihnen sagen, dass sie aufhören sollen. Solche Menschen können zum Beispiel der Arzt, Lebensgefährte oder Verwandte sein.

Wie ist es bei Ihnen? Gibt es andere Menschen, die Ihnen (vielleicht ständig) sagen, dass Sie mit dem Rauchen aufhören sollen oder müssen? Und denken Sie dann: «Ja, diese Person hat recht, ich sollte aufhören», aber Sie wollen es nicht wirklich? Dann gehören Sie zu der Gruppe von Menschen, für die die nächsten Absätze in diesem Buch sehr wichtig sein könnten. Auch wenn Ihnen ein Mensch, der Ihnen etwas bedeutet, dieses Buch geschenkt hat, oder wenn Sie mit dem Rauchen aufhören wollen, um anderen Menschen Gutes zu tun, z. B. Ihrem Kind (das schließt ungeborene Kinder ein), dann sind die folgenden Sätze beim Klopfen für Sie außerordentlich wichtig. Wenn es jedoch keine Personen gibt, die Ihnen das Rauchen ausreden wollen oder wenn Sie tatsächlich schon so weit sind, dass Sie *für sich selbst* aufhören möchten, können Sie die nächsten Absätze getrost überspringen. Lesen Sie dann auf Seite 94 Punkt 3 «Wenn Sie sich etwas wegnehmen» weiter.

Führen Sie sich bitte eines vor Augen: Egal, wie wichtig und nachvollziehbar die Gründe sein mögen, für einen oder wegen eines anderen Menschen aufzuhören: Diese Gründe werden leider nicht ausreichen, damit Sie in Ihrem Inneren frei vom Rauchen werden. Dies rührt einfach daher, dass Sie *in Ihrem eigenen Inneren* noch nicht bereit sind aufzuhören. Deshalb ist es sehr wichtig, dass Sie das Arbeitsblatt «Einfluss anderer Personen» ausfüllen.

☞ **Aufgabe:** Füllen Sie das Arbeitsblatt «Einfluss anderer Personen» aus. Tun Sie dies jetzt oder in den folgenden zwei Tagen.

Arbeitsblatt «Einfluss anderer Personen»

(1) Personen, die mir sagen, ich soll oder muss mit dem Rauchen aufhören:

....

....

....

....

....

(2) Meine Emotionen, die ich spüre, wenn diese Personen mir sagen, ich soll oder muss mit dem Rauchen aufhören:

....

....

....

(3) Personen, für die ich aufhören will oder muss:

....

....

....

(4) Die Emotionen, die ich spüre, wenn ich mir vorstelle, dass ich es *nicht schaffen könnte*, für diese Personen aufzuhören:

....

....

....

(5) Gute Gründe, die dafür sprechen, dass *ich für mich selbst* aufhören möchte:

....

....

....

Wenn Sie die Aufgabe genau befolgt haben, haben Sie nun eine Liste von verschiedenen Emotionen – Ihren eigenen Emotionen! –, die Sie mit Hilfe der Klopftechnik der Energetischen Psychologie auflösen können.

Ich möchte Ihnen ein Beispiel geben, um Ihnen den Einstieg zu erleichtern. Angenommen, Sie haben im Arbeitsblatt geschrieben, dass Ihr Partner Ihnen immer wieder sagt, Sie sollen mit dem Rauchen aufhören. Wenn Sie dies hören, spüren Sie die Emotionen «Trotz» und «Hilflosigkeit». Suchen Sie sich von diesen Emotionen die stärkste aus, in unserem Beispiel könnte es «Trotz» sein. Nun arbeiten Sie mit der Klopftechnik, die in Kapitel 4 auf Seite 76 beschrieben ist, wie folgt:

Schritt 1: Stellen Sie Ihr Objektiv scharf auf das Gefühl des Trotzes (stellen Sie sich dazu beispielsweise eine konkrete Situation vor, in der Ihr Partner mit Ihnen spricht, hören Sie dessen Stimme in Gedanken) und blenden Sie alles andere vorerst aus.

Schritt 2: Stufen Sie die Stärke des Trotzes *jetzt in diesem Moment, in dem Sie daran denken,* ein. Schreiben Sie diese Zahl auf einen Zettel.

Schritt 3: Wiederholen Sie diesen Satz dreimal laut und reiben Sie währenddessen den Selbstakzeptanzpunkt: «Wenn ich diesen Trotz spüre, akzeptiere ich mich voll und ganz!»

Schritt 4: Klopfen Sie nacheinander die Klopfpunkte und sagen Sie bei jedem Punkt das Wort «Trotz».

Schritt 5: Führen Sie die Verschnaufschritte wie beschrieben aus (S. 78).

Schritt 6: Klopfen Sie erneut alle Klopfpunkte und sagen Sie bei jedem Punkt das Wort «mein Trotz».

Schritt 7: Bestimmen Sie die Intensität des «Trotz»-Gefühls und schreiben Sie die Zahl auf einen Zettel. Wenn sie größer als 3 ist, gehen Sie wieder zu Schritt 3, ansonsten führen Sie die Abschlussentspannung wie beschrieben durch (S. 80).

Wenn Sie diese Prozedur für alle Emotionen auf Ihrem Arbeitsblatt durchführen (und währenddessen immer auf der Hut sind, dass Ihr «innerer Schweinehund» nicht wieder auftritt und Sie ihn besänftigen, wenn er sich meldet), dann werden Sie erleben, dass es Ihnen immer wichtiger wird, selbst und für sich alleine aufzuhören. Andere Menschen und deren Meinung sind Ihnen natürlich wichtig, sie werden jedoch nicht mehr die Hauptmotivation für Ihren Weg zum Nichtraucher sein.

Ablenker 3: Wenn Sie sich durch das Nichtrauchen etwas wegnehmen

Eine meiner ersten Klientinnen in Australien war Besitzerin eines Cafés. Sie war glückliche Mutter und genoss die Zeit zusammen mit ihrer Familie. Wenn sie jedoch im Café war, dann war sie ganz die Chefin und achtete streng darauf, dass ihre Mitarbeiterinnen die Arbeit so ernst nahmen, wie sie selbst es tat. Sie kam zu mir, um mit dem Rauchen aufzuhören. Im Gespräch fanden wir heraus, dass sie ihre Raucherpausen zusammen mit ihren rauchenden Mitarbeiterinnen vor der Hintertür zur Küche machte. Dort draußen war sie Mensch, nicht Chefin. Sobald die Zigarette jedoch zu Ende geraucht war, wurde sie wieder zur strengen Chefin. Durch ihre Raucherpausen hatte sie sich unbewusst einen (funktionierenden!) Ausgleich zu ihrer Arbeit geschaffen. Mein Eindruck war, dass sie in ihrem Inneren gar nicht so streng war, denn zu Hause war sie eine liebevolle und verständnisvolle Mutter. In ihrem Café war sie die strenge Geschäftsfrau. Das funktionierte deshalb, weil sie als starke Raucherin häufig Pausen machen konnte, während deren sie – vor der Schwelle des Cafés – einfach Mensch sein konnte.

Ich fragte sie, was sie denn als Nichtraucherin in ihren Pausen tun würde. Sie schaute mich verdutzt an und meinte, sie würde dann ja natürlich keine Pausen mehr machen müssen und außerdem sollte niemand so viele Pausen machen, auch ihre Mitarbeiterinnen nicht. Es sei eine Motivation für sie, mit dem Rauchen aufzuhören, weil sie dann auch ihren Mitarbeiterinnen vorleben könne, dass man keine Pausen machen müsse.

Ich wies sie darauf hin, dass sie diese Pausen wahrscheinlich zur Erholung von ihrem harten Anspruch an sich selbst als Geschäftsfrau benötigte. Leider schien sie alle meine Erklärungen nicht wirklich zu verstehen. Da ich damals bereits ahnte, dass eine Rauchentwöhnung nicht funktionieren würde, wenn sie keine Alternative für ihre Pausen hätte, schlug ich ihr vor, zur nächsten Sitzung einen «Businessplan» zu erstellen, in dem sie Alternativen für ihre Pausen erarbeiten sollte. Sie hatte die Idee, dass sie, anstatt eine Zigarette zu rauchen, z. B. zur Bank gehen könnte, um die Tageseinnahmen einzuzahlen. Es fiel ihr schwer nachzuvollziehen, dass auch das ein Teil ihrer Arbeit war und keine Erholungspause. Zur nächsten Sitzung hatte sie keinen Plan vorbereitet. Ich ließ mich jedoch überreden, die Rauchentwöhnung durchzuführen, und wie ich fast schon erwartet hatte, rauchte sie drei Tage später wieder. Eine ihrer Mitarbeiterinnen erzählte mir später, dass sie in den drei rauchfreien Tagen nach der Sitzung keine Pausen gemacht hätte und immer unausgeglichener geworden wäre. Die Zigarettenpausen waren tatsächlich ein wichtiger Ausgleich für sie, und weil sie nicht verstanden hatte, *wie* wichtig dieser Ausgleich war und dass Sie eine Alternative brauchte, konnte sie nicht zur Nichtraucherin werden.

Ich berichte von diesem Fall, weil ich Ihnen dabei helfen möchte, keinen ähnlichen Fehler zu machen! Von der Zigarette können Sie leicht frei werden, nachdem Ihr Unbewusstes verstanden hat, dass Sie sie nicht mehr brauchen. Wenn die Freiheit von der Zigarette jedoch bedeutet, dass Sie wichtige andere Bedürfnisse nicht mehr befriedigen, dann kann dies enormen Stress erzeugen. Ihr Unbewusstes würde in diesem Fall versuchen, Sie dazu zu bewegen, diese Bedürfnisse wieder zu befriedigen, im einfachsten Fall durch Rauchen.

Denken Sie bitte kurz darüber nach: Welche Bedürfnisse befriedigt das Rauchen bei Ihnen praktisch «nebenbei»? Hilft Ihnen das Rauchen scheinbar beim Kontakt mit anderen Menschen, besonders mit anderen Rauchern? Ist die Zigarette der Anlass für eine Pause? Hilft Ihnen die Zigarette, die Zeit während der Werbepause beim Fernsehen zu überbrücken?

☞ **Aufgabe:** *Füllen Sie jetzt oder in den kommenden zwei Tagen das Arbeitsblatt «Bedürfnisse» aus. Suchen Sie Bedürfnisse, die Sie jetzt noch durch das Rauchen befriedigen, und finden Sie Alternativen dazu. Denken Sie daran, dass Nichtraucher auch nichts vermissen. Nutzen Sie Ihre Kreativität! Es ist nicht notwendig, dass Sie sofort eine ideale Lösung finden. Wenn sich eine Befriedigung in der rechten Spalte noch nicht gut anfühlt, können Sie einfach die Klopftechnik anwenden: Arbeiten Sie mit der Klopftechnik so lange an dem unguten Gefühl, bis die Alternative sich gut anfühlt oder bis Ihnen beim Klopfen eine neue Idee kommt, die sich gut anfühlt! Halten Sie sich einfach an das oben genannte Beispiel.*

Arbeitsblatt «Bedürfnisse»

Durch das Rauchen befriedigtes Bedürfnis	Meine Befriedigung als freier Nichtraucher
....	....
....	....
....	....
....	....
....	....
....	....
....	....
....	....
....	....
....	....
....	....
....	....
....	....
....	....
....	....
....	....
....	....
....	....
....	....

Ablenker 4: Wenn Sie die «Gemeinschaft der Raucher» verlassen

Ich möchte Ihnen erklären, was unbewusst in anderen Rauchern vorgeht, wenn Sie mit dem Rauchen aufhören oder auch nur davon sprechen, dass Sie es tun werden. Nahezu jeder erwachsene Raucher trägt den bereits angesprochenen *Stress wegen des Rauchens* in sich, ganz egal, ob er sich dies eingesteht oder nicht. Nahezu jeder erwachsene Raucher weiß, dass er *eigentlich* aufhören sollte, doch er schafft es nicht, und die meisten Raucher haben es schon mehrfach ohne Erfolg versucht. Diese Raucher versuchen, den damit verbundenen Schmerz zu verdrängen, und stecken trotzdem in dem Ihnen inzwischen bekannten Teufelskreis.

Und nun kommen Sie: Sie erzählen, dass Sie aufhören wollen, oder erzählen gar schon bald, dass Sie aufgehört haben und wirklich frei sind, also kein Rauchbedürfnis mehr haben. Damit konfrontieren Sie die Raucher mit ihrem verdrängten Schmerz, ohne es zu wollen. Das Unbewusste möchte Schmerz immer auflösen oder so gut wie möglich verringern. Das geht bei den Rauchern nur auf zweierlei Weise: Entweder hören sie mit dem Rauchen auf – doch das haben sie ja meistens schon erfolglos versucht –, oder sie versuchen, Sie zurück auf ihre Seite, auf die Seite der Raucher, zu ziehen. Das zeigt sich dann in Aussagen wie: «Na ja, schauen wir mal, wie lange es hält ...», oder auch nur in Aussagen wie: «Ich freue mich ja so für dich», die mit einem sarkastischen Unterton geäußert werden. Als Raucher ist man kein böser Mensch. Man hat nur Stress und (emotionalen) Schmerz und «weiß nicht, wohin damit». Wenn Raucher so reagieren, dann kennen Sie ab jetzt den Hintergrund.

Erkunden Sie Ihren Wald

Nun lade ich Sie ein, Ihren persönlichen Wald des Rauchens zu erkunden, Ihre Bäume kennenzulernen und sie dann – einen nach dem anderen – mit Hilfe der Klopftechnik der Energetischen Psychologie zu fällen. Damit werden Sie Schritt für Schritt weitergehen auf dem rechten Weg des Nichtrauchens und bald das Ziel erreichen.

Ein Kollege von mir sagt gern: «Es gibt mindestens so viele Probleme, wie es Menschen gibt.» Dies bedeutet, dass man ein Problem, und sei es noch so klar definierbar wie das Rauchen, unmöglich so beschreiben kann, dass es für jede Person gleichermaßen gilt. Jeder Mensch ist anders, und jeder Raucher hat seinen ganz persönlichen Wald mit seinen ganz individuellen Bäumen. Dennoch gibt es vier Bäume oder Baumtypen, die universell sind.

Die vier Standardsituationen

Im Fußball und anderen Sportarten gibt es den Begriff der «Standardsituation». Dies sind bestimmte Spielkonstellationen (z. B. ein Eckstoß), die häufig auftreten und deshalb gesondert trainiert werden können. Wenn eine Mannschaft solche Standardsituationen sicher beherrscht, hat sie große Vorteile gegenüber Mannschaften, die «ins Blaue spielen». Auch bei der Behandlung des Rauchens gibt es solche Standardsituationen: Problemaspekte, die in ähnlicher Form bei den verschiedensten Menschen auftauchen. Wenn Sie auf Ihrem eigenen Weg zum Nichtraucher einen großen Teil Ihrer Klopfzeit mit diesen Themenbereichen verbringen, werden Sie auf Ihrem Weg schnell vorankommen.

Diese Themenbereiche sind:

1. Stresssituationen, die alltäglich sind und Rauchbedürfnis auslösen. Beispiele: der Stau auf dem Weg vom Büro nach Hause; die fünf Minuten vor der wöchentlichen Teambesprechung in der Firma.

2. Positive Situationen, die alltäglich sind und Rauchbedürfnis auslösen. Beispiele: der Genuss eines Espresso nach dem Mittagessen in der Kantine; die gemeinsame Rauchpause mit Arbeitskollegen.

3. Stresssituationen, die nicht alltäglich sind und Rauchbedürfnis auslösen. Beispiele: ein naher Verwandter ruft Sie an und berichtet, dass bei ihm eine schwere Krankheit diagnostiziert wurde; Ihre Kinder kommen auch nach mehrstündiger Verspätung nicht vom Discobesuch nach Hause.

4. Positive Situationen, die nicht alltäglich sind und Rauchbedürfnis auslösen. Beispiele: die Hochzeitsfeier eines guten Freundes zur fortgeschrittenen Stunde; der Sektempfang nach dem erfolgreichen Abschluss eines Projekts.

☞ **Aufgabe:** Nehmen Sie das Arbeitsblatt «4 Standardsituationen» zur Hand und füllen Sie die dortige Tabelle aus. Finden Sie mindestens drei Beispiele für jede der vier Kategorien und tragen Sie sie in die Tabelle ein. Lassen Sie sich hierfür ruhig einen Tag Zeit und lesen Sie erst dann weiter, wenn Sie damit fertig sind!

Arbeitsblatt «4 Standardsituationen»

Alltägliche Stresssituation	Alltägliche positive Situation
....	....
....	....
....	....
....	....
....	....
....	....
....	....
....	....
....	....
....	....
....	....
....	....
....	....
....	....
....	....
....	....

Ungewöhnliche Stresssituation

Ungewöhnliche positive Situation

....
....

....
....

....
....

....
....

....
....

....
....

....
....

....
....

....
....

....
....

....
....

....
....

....
....

....
....

....
....

....
....

....
....

....
....

....
....

....
....

....
....

....
....

....
....

Haben Sie einige Beispiele gefunden und eingetragen? Sehr gut! Dann kommt der nächste – und für Sie wohl wichtigste – Schritt. Mit Hilfe der Klopftechniken der Energetischen Psychologie geht es nun daran, die emotionale Verbindung zwischen diesen Situationen und Ihrem Rauchbedürfnis aufzulösen. Das Prinzip ist ganz einfach:

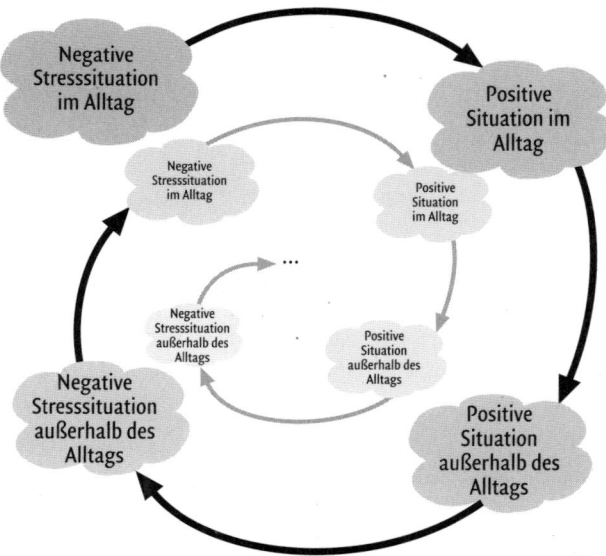

1. Wählen Sie aus der ersten Spalte des Arbeitsblatts «4 Standardsituationen» die erste Situation.
2. Wenden Sie die Klopftechnik der Energetischen Psychologie wie in Kapitel 4 (S. 76) beschrieben auf diese Situation an, bis die emotionale Verbindung entweder bei null angelangt ist oder zumindest deutlich schwächer ist als zu Beginn. Geben Sie sich niemals mit einer «Eins» zufrieden, wenn Sie auch eine «Null» erreichen könnten, und seien Sie immer auf der Hut vor dem «inneren Schweinehund», dem Baum, der leider allzu oft nachwächst!
3. Wählen Sie aus der zweiten Spalte des Arbeitsblatts «4 Standardsituationen» die erste Situation und verfahren Sie damit wie eben.

4. Wählen Sie aus der *dritten* und danach aus der *vierten* Spalte des Arbeitsblatts «4 Standardsituationen» die erste Situation und verfahren Sie damit wie eben.

5. Nun widmen Sie sich wieder der ersten Spalte und wählen Sie den zweiten Eintrag. Dann den zweiten Eintrag aus der zweiten Spalte usw.

Sie mögen sich nun fragen: «So viele Aspekte? Da kann ich ja wochenlang klopfen!», und Sie hätten damit nicht unbedingt unrecht. Tatsächlich ist es sehr unterschiedlich, wie viel Zeit dieser Prozess in Anspruch nimmt. Es gibt Menschen, die Dutzende «tiefsitzende» emotionale Blockaden in wenigen Stunden lösen, und andere, die mehrere Wochen benötigen. Nehmen Sie sich die Zeit, die *Sie* benötigen! Wichtig ist alleine, dass Sie sehr strukturiert arbeiten und die Situationen aus Ihrer Tabelle nach dem obigen Schema abarbeiten und erst dann mit dem nächsten Aspekt weitermachen, wenn Sie einen anderen gelöst haben. Und ich wiederhole es: Sollten Sie währenddessen irgendwann bemerken, dass Sie gar nicht oder nur langsam vorankommen, dann denken Sie an den «inneren Schweinehund» (den eigentlich freundlichen Persönlichkeitsanteil, der sich manchmal in den Weg stellt, um Sie vermeintlich zu schützen) und bearbeiten Sie ihn mit der Klopftechnik!

Die individuellen Bäume und das Unterholz

Beim Klopfen der Standardsituationen werden Sie wahrscheinlich bemerken, dass ab und an neue Problemaspekte auftauchen. Plötzlich sehen Sie, wie sich vor Ihnen ein Mammutbaum zeigt, oder Sie entdecken ein unscheinbares, aber tiefverwurzeltes Problem-«Pflänzchen» im Unterholz. Dies sind Ihre ganz individuellen Problemaspekte, die Sie *nach* dem Arbeiten mit den Standardsituationen bearbeiten sollten. Für den Anfang schreiben Sie diese Themen einfach in das Arbeitsblatt «Meine individuellen Problemaspekte auf dem Weg in die Freiheit». Arbeiten Sie bitte an keinem dieser Aspekte, bevor Sie die Arbeit mit den Standardsituationen abgeschlossen haben!

Arbeitsblatt «Meine individuellen Problemaspekte auf dem Weg in die Freiheit»

....

....

....

....

....

....

....

....

....

....

....

....

....

....

....

....

....

....

....

....

....

Hier sind einige Beispiele für diese individuellen Aspekte. Diese Beispiele können, müssen aber nicht mit Ihren gewöhnlichen Problemaspekten übereinstimmen.

- Ich kann es nicht schaffen, weil ich es nicht wert bin.
- Rauchen steht für mich für Jugend / Rebellion / trotzig sein dürfen.
- Rauchen hilft mir beim Entspannen / Rauchen ist gut gegen Stress.
- Ich werde nicht widerstehen können zu rauchen, wenn ich Rotwein / Kaffee trinke.
- Ich habe Angst, wieder anzufangen.
- Es gibt Schlimmeres als zu rauchen.
- Es lohnt sich doch sowieso nicht (mehr).
- Wenn ich aufhöre, werde ich fett / krank / nervös.
- Es hat noch nie geklappt, also klappt es jetzt auch nicht.
- Ich war schon immer ein Versager.

Wenn Sie nach einiger Zeit eine Liste solcher Aspekte haben, nehmen Sie Ihre Axt der Energetischen Psychologie – die Klopftechnik – zur Hand und suchen sich von all diesen Aspekten denjenigen aus, der im Moment am stärksten ist. Oder anders ausgedrückt: Suchen Sie den allergrößten dieser Bäume. (Wenn Sie bereits mitten im Wald stehen, denken Sie auch daran, sich umzudrehen, vielleicht steht der Baum ja in Ihrem Rücken!)

Denken Sie daran: Sie bearbeiten niemals mehrere Bäume gleichzeitig, sondern immer nur einen ganz spezifischen Baum. Jeder Baum steht für einen Aspekt, der für Sie mit dem Rauchen zu tun hat. Nehmen Sie also nun den größten dieser Bäume und bearbeiten Sie ihn mit der Klopftechnik Schritt für Schritt, Klopfrunde für Klopfrunde, bis er komplett abgeholzt und entwurzelt ist. Dies kann Minuten dauern oder Stunden oder Tage. Wichtig ist, dass Sie bei diesem einen Baum bleiben! Wenn Ihnen zwischendurch andere Bäume auffallen, fügen Sie sie einfach der Liste im Arbeitsblatt «Meine individuellen Problemaspekte» hinzu.

Vorsicht: Jederzeit kann der «innere Schweinehund» wiederauftauchen; seien Sie also wachsam! Wenn er auftaucht, arbeiten Sie einfach mittels der Klopftechnik daran. Sobald diese Blockade gelöst ist, prüfen Sie, welcher Baum nun der größte im Wald ist. Das kann der Baum im

Wald sein, an dem Sie zuletzt gearbeitet haben, dieser Baum kann jedoch inzwischen auch schon kleiner geworden sein, und ein anderer Baum ist dran.

Wenn Sie sich auf diese Weise Baum für Baum vorarbeiten und am Ende alle Problemaspekte auf Ihrer Liste abgearbeitet haben, sind Sie schon zu 99 Prozent Nichtraucher! Dem letzten verbleibenden Prozentpunkt widmen wir uns im nächsten Kapitel.

6 Ihre letzte Zigarette – einfach aufhören

«Die Tabakindustrie schafft laufend Arbeitsplätze: Jährlich werden über 5000 Arbeitsplätze der Rauchertoten frei.»
Gerhard Kocher, Vorsicht, Medizin!, S. 249

Wenn Sie die Überschrift dieses Kapitels lesen und bei dem Gedanken, dass Sie *nie mehr* auch nur *eine einzige* Zigarette rauchen werden, *irgendwelche* Zweifel oder andere unangenehme Gefühle spüren sollten, dann bitte ich Sie nun, zurück zu Kapitel 4 (S. 76) zu blättern und mit der Klopftechnik genau dieses Gefühl zu bearbeiten. Lesen Sie erst dann weiter, wenn Sie diesen «Baum» bearbeitet haben!

Es ist verständlich, wenn Sie jetzt möglichst schnell mit dem Rauchen aufhören möchten, damit Sie es «hinter sich haben». Doch wenn Sie nun irgendwelche Aspekte übergehen, die noch wichtig sind, dann haben Sie es hinterher unnötig schwer. Sie haben wahrscheinlich schon viele Jahre geraucht, und auf einige Wochen mehr dürfte es doch nicht ankommen, wenn Sie wissen, dass Sie danach wirklich für immer frei davon sind, oder?

Bitte versuchen Sie nicht, jetzt mit dem Rauchen aufzuhören, wenn Sie noch deutliche Ängste oder Zweifel haben. Dafür ist Ihre tägliche Klopfzeit da. Wenn Sie sich selbst unter Druck setzen würden, dann würden Sie letztlich nichts anderes tun als das, was jeder Raucher tut, der versucht, mit Willenskraft aufzuhören. Dann hätten Sie nicht den vollen Nutzen aus diesem Buch gezogen und würden zum Ex-Raucher, nicht aber zum freien Nichtraucher.

Überlegen Sie jetzt bitte, zu wie viel Prozent Sie bereit sind, die Verantwortung für den Schritt in die Freiheit zu übernehmen. Dieser Schritt bedeutet, dass Sie *nie mehr* freiwillig an einer Zigarette oder an anderen Rauchwaren ziehen werden, für den Rest Ihres Lebens. Spüren Sie bitte in sich hinein. Wenn es nicht 100 Prozent sind, sondern nur 99 Prozent oder weniger, dann machen Sie noch irgendjemanden oder irgendetwas verantwortlich. Dies funktioniert jedoch leider nicht, denn niemand und nichts kann Ihnen die Verantwortung abnehmen. Vielleicht sind Sie schon nahe an den 100 Prozent, oder es fehlt noch ein größeres Stück. Schreiben Sie auf, was zwischen Ihnen und den 100 Prozent steht, und klopfen Sie damit weiter.

Zusammengefasst haben Sie an diesem Punkt des Buches drei Möglichkeiten:

1. Sie können auch nach einer gründlichen Suche keinen Grund mehr finden, weiter zu rauchen. Sie haben außerdem keinerlei schlechte Gefühle, wenn Sie daran denken, ab jetzt *nie mehr zu rauchen*, selbst wenn Sie versuchen, sich in belastende Vorstellungen hineinzusteigern. Sie sind bereit, die Verantwortung für Ihre Freiheit zu 100 Prozent selbst zu übernehmen.

   Falls dies auf Sie zutrifft, ist mein Kommentar einfach: Sie sind bereit, und *heute* ist Ihr Tag zum Aufhören!

2. Sie ahnen, dass es noch Blockaden geben könnte, doch Sie verdrängen diese Blockaden und wollen jetzt endlich aufhören.

   Falls dies auf Sie zutrifft: Auch wenn es vielleicht wehtut: Sie sind noch nicht bereit. Doch der Tag wird kommen! Klopfen Sie beständig weiter, vor allem an den Dingen, die Sie allzu gerne verdrängen würden! Falls Sie merken, dass Sie dazu keine Motivation mehr haben, dann ist Ihr «Baum vor dem Wald» wieder gewachsen. Sie wissen, was Sie dann tun können.

3. Sie sind unsicher und wissen nicht, ob Sie etwas verdrängen, und Sie wissen nicht, ob Sie jetzt aufhören sollten oder nicht. Sie haben zwar schon längere Zeit mit den Anweisungen aus Kapitel 5 gearbeitet, sind sich dennoch nicht sicher, ob Sie bereit sind, jetzt aufzuhören.

   Falls dies auf Sie zutrifft: Gehören Sie zu den Menschen, die auch bei anderen Themen im Leben nicht wissen, ob sie zu etwas bereit sind? Dann ist es nicht weiter verwunderlich, dass es Ihnen auch jetzt so geht. Vermutlich sind Sie dann bereit, jetzt aufzuhören. Klopfen Sie trotzdem zur Sicherheit noch einige Runden im Wechsel «Auch wenn ich bereit bin ...» und «Auch wenn ich nicht bereit bin ...». Falls Sie dadurch nicht sicherer werden, dann schreiben Sie einfach zwei Listen:

Eine Liste mit Gründen, warum Sie zum Aufhören bereit sind, sowie eine Liste mit Gründen, warum Sie noch nicht bereit sind. Klopfen Sie dann systematisch mit allen diesen Gründen, zum Beispiel: «Auch wenn ich nicht bereit bin, weil ich immer noch Angst habe, dass ich zunehme ...» Ist die beschriebene Unsicherheit im sonstigen Leben für Sie jedoch eher ungewohnt, dann sind Sie vermutlich tatsächlich noch nicht bereit. Bitte klopfen Sie dann nicht, blättern Sie zurück zu Kapitel 5 (S. 83) und arbeiten Sie an den Gefühlen, die mit Ihrer Unsicherheit verbunden sind.

Wenn Sie nun tatsächlich bereit sind, mit dem Rauchen aufzuhören, dann ist es tatsächlich unglaublich einfach.

Einfach aufhören

Jeder Mensch erlebt in seinem Leben Zeiten, in denen es ihm emotional besonders gutgeht, und Zeiten, in denen es ihm schlechtgeht, ganz unabhängig vom Rauchen. Mit dem Rauchen aufhören können Sie zu fast jeder Zeit. Wenn Sie sich jedoch gerade – unabhängig vom Rauchen – in einem emotionalen Tief befinden, dann ist jetzt möglicherweise kein guter Zeitpunkt, um mit dem Rauchen aufzuhören. Gleichzeitig ist es auch nicht erforderlich, dass Sie sich zum Aufhören in einem «Hoch» befinden, doch es ist sehr hilfreich, wenn Sie mit dem Aufhören beginnen, während Sie «auf dem Weg der Besserung» sind. Fühlen Sie jetzt einmal in sich hinein, und Sie werden leicht spüren, ob Sie jetzt wirklich bereit sind aufzuhören.

Wenn Sie an diesem Punkt Fragen haben, dann finden Sie im Internet auf den Seiten des Autors unter *www.klopfen-gegen-rauchen.de* eine laufend ergänzte Liste von Fragen und Antworten anderer Leser. Sollten Sie keine Antwort auf Ihre Frage finden, können Sie über diese Website auch direkt mit mir persönlich Kontakt aufnehmen.

Wenn Sie bis zu diesem Punkt geraucht haben, dann rauchen Sie jetzt noch eine Zigarette: Ihre letzte! Vielleicht ist es leicht, sie zu rauchen, vielleicht fällt es Ihnen auch schwer. Das ist bei jedem anders und nicht wichtig. Aber rauchen Sie sie ruhig! Wenn Sie dann nach einigen Zügen nicht mehr möchten, dann können Sie sie ausdrücken. Tun Sie bitte das Folgende, bevor Sie diese letzte Zigarette rauchen:

Lesen Sie nochmals Kapitel 3 (den linken und den rechten Weg) S. 57. Nehmen Sie sich dann Zeit und gehen Sie an einen Ort, an dem Sie sicher ungestört sind. Nehmen Sie die Zigarette in die Hand, aber zünden Sie sie noch nicht an. Schließen Sie dann Ihre Augen und gehen Sie dann in Ruhe in Gedanken den ganzen «linken Weg» entlang. Erleben Sie alles noch einmal in Gedanken. Gehen Sie dann in Gedanken den ganzen rechten Weg entlang. Kürzen Sie nichts ab, nehmen Sie sich die Zeit! Gehen Sie beide Wege, erst den linken, dann den rechten, vom Anfang bis zum Ende.

Dann stellen Sie sich in Gedanken an die Weggabelung, mit Ihrer echten Zigarette in der Hand. Egal, ob es schwer fällt oder nicht: Zünden Sie die Zigarette an, während Sie in Gedanken an der Weggabelung stehen. Nehmen Sie mindestens einen Zug oder auch mehr, und zwar ungestört und bewusst. Bleiben Sie dabei in Gedanken an der Weggabelung. Nachdem Sie den letzten Zug an dieser Zigarette getan haben, drücken Sie sie aus. Schließen Sie jetzt nochmals Ihre Augen und machen Sie *ganz bewusst* einen Schritt auf den rechten Weg!

Sie sind jetzt auf dem rechten Weg! Tun Sie das oben Beschriebene jetzt, bevor Sie weiterlesen.

Jetzt!

Haben Sie es getan? Gut! Ich möchte Sie beglückwünschen. Denn was Sie gerade getan haben, das habe nicht ich getan oder sonst irgendjemand anderes für Sie. Sie haben es selbst getan. Sie haben die Verantwortung übernommen! Zigaretten waren ein Teil in Ihrem Leben, der außer Kontrolle geraten war. Und Sie haben die Kontrolle über diesen Teil Ihres Lebens nun zurück in Ihre Hände genommen. Niemand hat das Recht, Sie zu kontrollieren – und schon gar kein Gift, das in Papier gewickelt ist!

Entsorgen Sie jetzt alle Ihre restlichen Zigaretten und alle Rauchutensilien wie Feuerzeuge, Aschenbecher usw. Sie brauchen dafür kein besonderes Ritual, denn das Gift ist es nicht wert. Werfen Sie es einfach weg. Zigaretten haben es nicht verdient, dass Sie ihnen weiterhin irgendeine Bedeutung schenken.

Denken Sie jetzt in Ruhe darüber nach, welche äußerlichen Dinge Sie jetzt in Ihrem Umfeld, zum Beispiel in Ihrer Wohnung, im Auto oder am Arbeitsplatz, verändern möchten. Was können Sie so verändern, dass es Sie stets an Ihre neue Frische und Freiheit erinnert? Was könnten Sie beispielsweise an den Ort stellen, an dem bisher der Aschenbecher stand?

Sie haben mit Hilfe der Klopftechniken aus der Energetischen Psychologie mit dem Rauchen aufgehört. Sie sind jetzt schon mitten auf Ihrem rechten Weg. Nun fehlt nur noch ein Aspekt für Ihre dauerhafte Freiheit in der Zukunft: Klopfen Sie weiter!

Wenn Sie noch irgendein Ungleichgewicht spüren oder gar ein Rauchbedürfnis, dann haben Sie diesen Aspekt beim Klopfen übersehen, oder irgendwo ist ein Baum nachgewachsen. Und das ist überhaupt nicht schlimm, denn Sie haben das beste Werkzeug, um dieses Problem sofort zu lösen, immer dabei: die Klopftechniken der Energetischen Psychologie! Nutzen Sie alles, was Sie in Kapitel 4 und 5 gelernt haben, und klopfen Sie an allen belastenden Gefühlen, falls noch irgendetwas kommt. Falls Sie noch jemals ein Rauchbedürfnis verspüren sollten, selbst wenn es in vielen Jahren wäre, haben Sie die Wahl zwischen genau drei Optionen:

1. Sie rauchen eine Zigarette.
2. Sie unterdrücken das Bedürfnis mit Willenskraft. Dies mag für einen kurzen Zeitraum funktionieren, bis Sie Zeit haben, um in Ruhe zu klopfen. Es ist jedoch besser, sich z. B. auf einer Toilette einzuschließen und kurz zu klopfen, als für den Rest des Tages mit einem inneren Ungleichgewicht umherzulaufen. Wenn Sie dieses Ungleichgewicht auf Dauer bestehen lassen, dann begeben Sie sich in den alten Teufelskreis aus Stress und Rauchbedürfnis. Verschenken Sie niemals mehr Ihre neue Freiheit!

3. Sie erkennen dieses Bedürfnis als einen Baum, und Sie bearbeiten ihn mit Ihrer «Axt» der Energetischen Psychologie. Dies ist meistens erstaunlich leicht. Sie brauchen es nur zu tun.

Alle Raucher, die einmal aufgehört hatten und dann wieder mit Rauchen angefangen haben, haben mit einer einzigen Zigarette angefangen. Diese eine Zigarette darf es für Sie nicht geben. Nehmen Sie sich selbst an diesem Punkt bitte sehr ernst. Natürlich ist es richtig, wenn Sie liebevoll und tolerant mit sich selbst umgehen. Bei der Frage nach der «Ausnahmezigarette» oder nach dem «Nur einmal an der Zigarette ziehen» kann es keine Toleranz geben, denn jede vermeintliche Toleranz wäre in Wahrheit Selbstbetrug. Wenn Sie noch jemals freiwillig an einer Zigarette ziehen würden, so würden Sie vieles von dem zunichte machen, was Sie bisher erreicht haben. Falls Sie jetzt irgendwelche belastenden Gefühle in sich spüren, dann bearbeiten Sie sie bitte jetzt mit der Klopftechnik.

Ich möchte Ihnen den Hintergrund meiner Aussage erklären: Hätten Sie bei mir eine persönliche Sitzung zur Rauchentwöhnung gehabt, dann würde ich Ihnen beim Abschied in die Augen schauen und in klaren und bestimmten Worten sagen: «Wenn Sie noch jemals freiwillig an einer Zigarette ziehen, dann würden Sie alles zunichte machen, was Sie bis jetzt erreicht haben.» Logisch betrachtet stimmt diese Aussage insofern, als Sie dann mit großer Wahrscheinlichkeit kein freier Nichtraucher mehr wären. Andere Konzepte zur Rauchentwöhnung gehen jedoch von vornherein davon aus, dass ein «Rückfall» normal sei und dass die Folgen eines Rückfalls schlimmer wären, wenn man sich zu allem Überfluss auch noch selbst emotional dafür bestrafen würde. Deshalb würden viele Kollegen Ihnen den Rat mit auf den Weg geben: «Wenn Sie einmal schwach sind, dann ist das nicht schlimm. Gehen Sie dann einfach Ihren Weg weiter.»

Nun frage ich Sie: Haben Sie in Ihrer Vorstellung auf Ihrem rechten Weg Zigaretten geraucht, auch nur eine? Natürlich haben Zigaretten hier keinen Platz mehr in Ihrem neuen und freien Leben. Sie haben also den besten Erfolg, auch und vor allem in Ihrer Zukunft, wenn Sie zum Thema «Rückfall» die folgende Einstellung annehmen:

1. Nehmen Sie Ihre Entscheidung, *nie* mehr freiwillig an einer Zigarette zu ziehen, sehr ernst. Wenn Sie diese Zigarette bis jetzt tatsächlich nicht geraucht haben, dann wäre jeder Gedanke von Toleranz in Wirklichkeit Selbstbetrug. Klopfen Sie an diesem Thema, falls Sie merken, dass hier noch etwas zu tun ist.

2. Für den Fall, dass Sie tatsächlich nochmals freiwillig an einer Zigarette gezogen hätten: Wenn Sie «gefallen» sind, dann stehen Sie wieder auf! Weil Sie die Klopftechniken beherrschen, ist das Aufstehen für Sie leichter als für andere: Gehen Sie zurück zu Kapitel 5. Machen Sie eine genaue Liste, welche Bäume Sie nicht vollständig bearbeitet oder ignoriert haben. Sie wissen jetzt mehr über sich selbst, als Sie zu dem Zeitpunkt wussten, als Sie mit dem Klopfen angefangen hatten. Sie wissen jetzt, welche Punkte Sie noch bearbeiten und auflösen können. Und vor allem: Legen Sie nun großen Wert auf Schritt 3 der Klopftechnik (Selbstakzeptanz), denn eine Selbstbestrafung nach einem sogenannten Rückfall würde Ihnen nicht weiterhelfen. Egal, ob es nur ein Zug war oder 1000 Zigaretten: Bestrafen Sie sich nicht selbst. Die Aussagen unter Punkt 1 treffen jetzt nicht für Sie zu! In Ihrer Situation gilt: Seien Sie liebevoll mit sich und stehen Sie einfach wieder auf.

★ ★ ★

Ob Sie zu den Menschen gehören werden, die auch ohne weiteres Klopfen frei bleiben werden, oder ob es für Sie entscheidend sein wird, weiter zu klopfen, das können weder Sie noch ich wissen. Deshalb schlage ich Ihnen vor, einen einfachen Trick zu benutzen, der Ihren Erfolg sicherstellt: Klopfen Sie in den kommenden vier Wochen täglich weiter! Vielleicht kommt jetzt der oft zitierte «Baum vor dem Wald» und gibt Ihnen den Gedanken: «Nochmal vier Wochen jeden Tag zu klopfen ist mir zu viel.» Nutzen Sie Ihren Verstand und beantworten Sie sich selbst die Frage: «Lohnt es sich, noch vier Wochen lang nur 15 Minuten pro Tag zu klopfen, wenn mir diese insgesamt nur sieben Stunden möglicherweise maßgeblich dabei helfen, zehn Jahre länger zu leben?» Wenn Ihr Verstand der Meinung ist, dass es sich nicht lohnt, dann wissen Sie, dass der «Baum vor dem Wald» wieder da ist. Dieser Baum wirkt manchmal nämlich wie das sprichwörtliche «Brett vor dem Kopf».

Machen Sie auf jeden Fall gleich weiter. Ab jetzt klopfen Sie als echter Nichtraucher weiter. Genießen Sie nicht nur die kleinen oder großen Veränderungen in Ihrer Wohnung, sondern ändern Sie auch etwas an dem Ort, an dem Sie üblicherweise klopfen. Sie können einen anderen Ort wählen oder an Ihrem gewohnten Ort etwas so verändern, dass Sie den Unterschied sofort sehen und spüren. Das können Pflanzen oder Blumen sein, eine Schreibtischunterlage in einer frischen Farbe oder irgendetwas anderes, was für Sie persönlich passt. In Kapitel 7 finden Sie alles, was Sie auf ihrem rechten Weg dabeihaben sollten, wenn Sie sich auf den Weg machen, auf den Weg in die Freiheit.

7   Ihr Weg in die Freiheit

«Ab sofort höre ich auf mit dem Rauchen: Sollen die Politiker doch
sehen, wie sie ihre Haushaltslöcher gestopft bekommen!»
Jens Plasger

Wenn Partner oder Freunde noch rauchen

In Kapitel 5 haben Sie gelesen, warum andere Raucher Ihnen oft unbewusst Ihre neue Freiheit «ausreden» wollen: Diese Raucher spüren ihren
eigenen inneren Schmerz umso stärker, wenn sie sehen müssen, dass Sie
offensichtlich etwas erreicht haben, wovon andere nur träumen können.
Wenn Sie sich mit großem Kampf und furchtbaren Entzugssymptomen
zwingen würden, nicht zu rauchen, dann wären manche Raucher eher
auf Ihrer Seite. Sie wären dann ja offensichtlich nicht frei und würden
den Rauchern sogar eine Rechtfertigung geben, selbst weiter zu rauchen,
denn ein solcher Stress beim Aufhören «ist es nicht wert». Doch wenn Sie
dieses Buch in Ruhe durchgearbeitet haben und immer weiter klopfen,
dann sind Sie ja tatsächlich frei!

Vielleicht haben Sie die unterschiedlichen Reaktionen der Raucher
bereits erlebt. Selbst wenn Sie sagen können, dass Sie nicht oder kaum
unter Entzugssymptomen leiden, dann werden Sie früher oder später von
einem Raucher hören: «Warten wir mal ab, das kommt noch ...» Es «darf»
ja nicht anders sein, so deren Gedankengang. Wenn diese Raucher Ihnen
menschlich nicht nahestehen, dann brauchen Sie sich an solchen Aussagen auch nicht zu stören. Doch manchmal stimmt die alte Weisheit «Ste-
ter Tropfen höhlt den Stein». Raucher, die solche unbewusst gemachten
Äußerungen oft wiederholen, werden zu kleinen Hypnotiseuren, und je
öfter Sie selbst solche Kommentare hören und nicht richtig reagieren,
desto größer ist die Gefahr, dass Ihr fester «Stein» des Nichtrauchens
langsam ausgehöhlt wird.

Deshalb empfehle ich Ihnen für die kommenden Wochen: Setzen Sie sich solchen Kommentaren nicht unnötig aus! Vermeiden Sie in jedem Fall Diskussionen mit Rauchern darüber, dass und wie Sie aufgehört haben. Wenn Sie möchten, verschenken Sie einige Exemplare dieses Buches, und lassen Sie die anderen dann ihren eigenen Weg gehen. Das Aufhören hat für jeden Raucher seine Zeit, und nicht jeder Raucher hat zum selben Zeitpunkt «seine» Zeit, zu dem Sie sie hatten. Das Buch jedoch liegt bereit, wenn der richtige Augenblick gekommen ist. Die meisten Raucher werden das Buch vermutlich aufheben, selbst wenn sie zunächst ablehnen, damit zu arbeiten. Denn sie ahnen, dass sie die Hilfe eines Tages, wenn die Zeit gekommen ist, gut gebrauchen könnten.

Nochmals: Lassen Sie sich nicht auf Diskussionen ein, jedenfalls nicht während der kommenden Wochen auf Ihren ersten Schritten in der Freiheit! Wechseln Sie besser unauffällig das Thema. Im Zweifel kann es sogar angemessen sein, eine Diskussion mit Rauchern über das Aufhören unter einem Vorwand zu beenden. Und das ist es wert, denn es geht um zehn Jahre Ihres Lebens, die Sie durch das Nichtrauchen gewinnen!

Doch was ist mit den Menschen, die noch rauchen und die Ihnen nahestehen? Vielleicht raucht Ihr Partner oder Ihre Partnerin oder enge Freunde oder Verwandte? Auch wenn ich nicht wissen kann, wie Ihr Partner zu Ihrer Entscheidung steht, kann ich Ihnen aus Erfahrung sagen, was in seinem Inneren – oder im Inneren anderer Raucher, die Ihnen nahestehen – vorgehen mag:

Möglicherweise ist Ihr Partner (oder Ihre Partnerin) mit dem Verstand ganz auf Ihrer Seite. Er unterstützt Sie möglicherweise nach Kräften bei Ihrer Entscheidung, raucht vielleicht sogar um Ihretwillen nicht mehr in der Wohnung usw. Es könnte auch sein, dass Ihr Partner Ihrer Entscheidung abwartend gegenübersteht oder auch sagt: «Wenn ich sicher bin, dass das bei dir wirklich funktioniert, dann mache ich es vielleicht auch.» Und natürlich ist es auch möglich, dass Ihr Partner noch nicht bereit ist, selbst aufzuhören.

Doch sicher ist, dass Ihr Partner im Unbewussten einen sehr ähnlichen Stress wegen des Rauchens empfindet, den auch Sie spürten, als Sie noch Raucher waren. Und so wie alle anderen Raucher stoßen Sie Ihren Partner «mit der Nase auf seinen inneren Schmerz», indem Sie ihm die Freiheit *vorleben*, nicht zu rauchen. Auf einer tiefen unbewussten Ebene ist es möglich, dass auch Ihr Partner versuchen wird, Sie zurück zum Rauchen zu bringen. Dieses Bedürfnis kann durchaus ganz im Widerspruch zu seiner willentlichen, bewussten Absicht stehen. Und doch ist es da, nicht um Sie zu schädigen, sondern um die Zugehörigkeit zu Ihnen nicht zu gefährden.

Möglicherweise entzünden sich in einer Partnerschaft oder Freundschaft gar neue Konflikte am Thema Rauchen. Es ist jedoch auch möglich, dass sich der gesteigerte Stress Ihres Partners auf anderen Ebenen auswirkt. Es kann im Einzelfall sein, dass Ihr Partner in ganz anderen Themenbereichen Konflikte entstehen lässt. Seien Sie deshalb aufmerksam! Wenn das gemeinsame Rauchen bisher Teil Ihrer Beziehung war, verändert sich nun dieser Teil Ihrer Beziehung, und manche Experten sagen, die gesamte Beziehung. Das sollte langfristig nur gut für Ihre Beziehung sein, doch zunächst ist es eine einschneidende Veränderung. Falls Ihr Partner nun aggressiver als gewohnt reagiert, möglicherweise auch bei Themen, die gar nichts mit dem Rauchen zu tun haben, dann haben Sie zwei Möglichkeiten:

1. Sie verteidigen sich. Vielleicht weisen Sie Ihren Partner sogar direkt darauf hin und erklären ihm, dass Sie wissen, welche Ursache sein Verhalten hat: Er hat ein Problem mit seinem eigenen Rauchen und überträgt das auf Sie und in andere Themenbereiche. Eventuell müssen Sie sich bei dieser Variante allerdings warm anziehen.

2. Sie verhalten sich weise. Sie sind aufmerksam und erkennen, welche Ursache das Verhalten Ihres Partners hat. Sie wissen vielleicht, dass Sie im Recht sind, doch Sie wissen auch, wem Sie am meisten schaden, wenn Sie jetzt in den «Kampfmodus» gehen: Sie schaden sich selbst! Sie schaden sich selbst damit viel mehr als jedem anderen!

Ich empfehle Ihnen immer die zweite Option! Denn wenn Sie «zurückschlagen», dann erhöhen Sie den gemeinsamen Stress und verringern Ihre eigenen Chancen auf Erfolg. Selbstverständlich müssen Sie die notwendigen Schritte einleiten, wenn Ihr Partner zu weit geht, das steht außer Frage, und natürlich sollen Sie auf Dauer Unrecht nicht als Recht dastehen lassen. Aber achten Sie auf zusätzliche, neue oder verstärkte

Stressauslöser im Alltag. Seien Sie aufmerksam! Nur wenn Sie bewusst erkennen, dass diese Reaktionen Ihres Partners von seinem eigenen inneren Schmerz herrühren, können Sie bewusst entscheiden, in diesem Fall nicht zurückzuschlagen, sondern Verständnis zu zeigen. Sie wissen, dass Ihr Partner Sie gar nicht wirklich angreifen will. Es ist sein eigener Schmerz. Und Sie wissen auch, dass Sie alles schlimmer machen würden, wenn Sie ihn damit konfrontieren. Seien Sie weise und rücksichtsvoll und genießen Sie Ihre eigene Freiheit, ohne unnötig zu provozieren. Lächeln Sie nicht überheblich, weil Sie «mehr wissen» oder es «besser können». Verhalten Sie sich stattdessen deeskalierend, das heißt, drehen Sie die Streit-Temperatur herunter, anstatt Öl ins Feuer zu gießen. Sie haben es dabei nämlich leichter als Ihr Partner, denn Sie haben Ihren Stress mit dem Rauchen aufgelöst.

Ich möchte Ihnen auch aus Erfahrung sagen, dass es sehr wahrscheinlich ist, dass Sie nichts von all den eben beschriebenen Dingen erleben werden. Doch weil es manchmal passiert, wäre dieses Buch nicht vollständig, wenn ich diesen Aspekt außer Acht ließe. Lassen Sie nicht zu, dass der Gedanke daran, dass etwas passieren könnte, aber vielleicht gar nicht passiert, Ihnen jetzt Stress macht. Sie haben ein wunderbares Heilmittel dagegen: Klopfen Sie jetzt einige Runden um diese Themen. *«Auch wenn ... (mein Partner, meine beste Freundin, meine Kollegen ...) mir Stress machen könnte/n, liebe und akzeptiere ich mich voll und ganz.»*

Missionieren Sie nicht!

Ich schlage Ihnen vor, nicht zu versuchen, einen anderen Menschen zum Nichtraucher zu machen. Ich selbst arbeite nur mit Menschen, die aus eigener Entscheidung heraus zu mir kommen. Der freundliche Herr, der eine Rauchentwöhnung wollte, weil seine Frau ihm einen Gutschein dafür geschenkt hatte, «seit 5 Jahren an ihm herumgeredet» hatte und der sagte: «Eigentlich hat sie ja auch recht, es ist ungesund», bekam bei mir keinen Termin. Ich konfrontierte ihn stattdessen mit meiner Hypothese, dass er gar nicht selbst aufhören wollte, und er bestätigte dies. Einige Wochen später kam er dann von sich aus und in echter Eigenverantwortung, wir hatten eine erfolgreiche Sitzung, und er raucht bis heute nicht mehr. Hätte ich seinem Wunsch bei seinem ersten Anruf nachgegeben, dann wären seine Erfolgschancen weitaus geringer gewesen, denn er war innerlich noch nicht wirklich bereit. Bei meinen Seminaren gibt es immer einen Zeitpunkt, an dem jeder für sich entscheiden kann, ob er *jetzt wirklich* aufhören möchte. Vorher ebnen wir mit den besten Techniken den Weg zu einer Entscheidung in voller Eigenverantwortung. Nur so ist es möglich, wirklich frei zu werden! Versuchen Sie niemals, einem Raucher diese Eigenverantwortung abzunehmen. Sie können es sowieso nicht, denn der Raucher muss immer *selbst* aufhören wollen, bevor er aufhört. Wenn Sie es jedoch zulassen oder gar fördern, dass Sie auch nur einen kleinen Anteil der Verantwortung des Rauchers für sein Aufhören übernehmen, verringern Sie seine Erfolgsaussichten erheblich.

Was nach dem Aufhören geschieht

Im Laufe der Jahre haben sich eine ganze Menge Giftstoffe in Ihrem Körper angesammelt. Sie haben dem Körper mehr Gift zugeführt, als er abbauen konnte. Nun beginnt Ihr Körper damit, das gespeicherte Gift auszuscheiden. Dies geschieht über die Ausscheidungsorgane. Doch das Gift lagert in den Zellen und muss zunächst durch Blut und Lymphe zu den Ausscheidungsorganen befördert werden. Besonders in den ersten Tagen nach dem Aufhören haben Sie mehr Gift im Blut, denn die im Körper abgelagerten Giftstoffe werden über das Blut zu den Ausscheidungsorganen transportiert. Das kann sich in manchen Fällen durch ein Gefühl von Entgiftung bemerkbar machen. Die gute Nachricht ist jedoch: Was hier Ihren Körper verlässt, sind Sie für immer los! Manche Raucher spüren gar nichts davon, andere nehmen die Entgiftung deutlicher wahr. Innerhalb weniger Tage lassen die Symptome meist schnell nach, und nach spätestens zwei Wochen merken Sie erfahrungsgemäß nichts mehr von der langfristigen Entgiftung, obwohl sie immer weitergeht. Nach 10 bis 15 Jahren ist dieser Prozess weitgehend abgeschlossen, und Ihr Körper erreicht einen Zustand, als hätten Sie niemals in Ihrem Leben geraucht.

Verwechseln Sie die Entgiftung bitte nicht mit Entzugssymptomen, denn Letztere gibt es nur bei Drogenabhängigkeiten. Die Entgiftung ist ein Prozess des inneren Ungleichgewichts, und auch dieses können Sie durch Klopfen bearbeiten. Stellen Sie dazu Ihr Objektiv scharf, und zwar auf das, was Sie vom Entgiftungsprozess spüren, und wenden Sie die Klopftechnik wie in Kapitel 4 beschrieben darauf an.

Falls Sie nach zwei Wochen noch immer körperliche Entgiftungs- reaktionen spüren sollten, dann können Sie sicher sein, dass es noch emotionale «Bäume» gibt, die noch nicht bearbeitet wurden. Was Sie dann spüren würden, wäre keine Entgiftung, und es wären auch keine Entzugssymptome; es wären die körperlich spürbaren Folgen eines ver- bliebenen emotionalen Ungleichgewichts. Ihr Wald wäre dann noch nicht ganz geschlagen. Deshalb empfehle ich Ihnen, auch während der vier Wochen nach dem Aufhören auf jeden Fall vorsorglich jeden Tag wei- ter zu klopfen, denn diese Wochen sind eine wichtige Zeit auf Ihrem Weg in die Freiheit. Es lohnt sich!

Ihr Rezept für den dauerhaften Erfolg – Affirmationen

Sie möchten sicher nicht nur vier Wochen nach der letzten Zigarette frei vom Rauchen sein, sondern Ihr Leben lang, nicht wahr? Dafür habe ich ein außerordentlich einfaches Rezept: *Rauchen Sie niemals mehr eine Ziga- rette!* Selbst das Rauchen einer einzigen Zigarette kann Sie um einen gro- ßen Teil Ihres rechten Weges zurückwerfen. Wenn Sie bereits aufgehört haben, können Sie sich jetzt in diesem Moment wahrscheinlich kaum vorstellen, *jemals* wieder Lust auf eine Zigarette zu haben.

Für den unwahrscheinlichen Fall jedoch, dass Sie irgendwann wieder den Wunsch nach einer Zigarette verspüren sollten, beginnen Sie *sofort* mit dem Klopfen an dem belastenden Gefühl, das Sie hierzu zu nötigen scheint. Das kann ein Rauchbedürfnis sein oder auch scheinbare «Ent- zugssymptome», durch die Ihr Unbewusstes Ihnen mitteilt, dass noch ein «Baum» zu bearbeiten ist.

Um jedoch zu verhindern, dass dies jemals passieren wird, empfehle ich Ihnen, wirklich sicherzugehen und ab jetzt für vier Wochen daran zu arbeiten, die Schritte auf Ihrem rechten Weg *wirklich* zu genießen.

Die Landkarte für Ihre Freiheit

Bis zu diesem Punkt des Buches haben Sie Zeit damit verbracht, *negative Gefühle* aufzulösen. Sie haben unangenehme Erinnerungen, störende Gefühle, nagende Emotionen mit Hilfe der Klopftechnik bearbeitet und schließlich den entscheidenden Schritt getan: Sie haben Ihre letzte Zigarette geraucht, um ab diesem Zeitpunkt für immer Nichtraucher zu sein.

Nun geht es daran, Ihre Zukunft als Nichtraucher zu gestalten, und zwar mit einem Ziel vor Augen: Freiheit! Freiheit vom Rauchen, Freiheit vom Stress, der durch das Rauchen erzeugt wurde, Freiheit vom Teufelskreis. Eine einfache Möglichkeit, Ihren Weg in die Zukunft genau so zu gestalten, wie Sie es wollen, sind Affirmationen.

Das Wort «Affirmation» bedeutet so viel wie «Verstärkung». Eine Affirmation ist ein kurzer Satz, der dazu dient, ein schon vorhandenes positives Gefühl zu verstärken. Eine Möglichkeit, Affirmationen einzusetzen, ist, sie sich täglich zu vergegenwärtigen. Zum Beispiel können Sie Affirmationen auf einen Zettel schreiben, den Sie bei sich tragen oder auf einem kleinen Klebezettel an Ihrem Badezimmerspiegel befestigen, damit Sie sie jeden Morgen sehen. Solche Affirmationen sind zum Beispiel:

- Ich bin Nichtraucher und werde es immer sein!
- Mein Körper ist gesund, mein Geist ist klar.
- Ich begegne dem Alltag mit Gelassenheit.

Was aber tun, wenn eine Affirmation für Sie noch überhaupt nicht wahr ist oder Sie noch sehr daran zweifeln? Dann können Sie mit Hilfe der Klopftechnik der Energetischen Psychologie ein solches positives Gefühl erzeugen, wenn es noch nicht vorhanden ist oder Ihre Zweifel groß sind.

In Kapitel 4 haben Sie gelernt, dass die Klopftechnik dazu dient, eine negative Emotion zu lösen. Wie soll es dann möglich sein, *mit derselben Technik* eine positive Emotion zu erzeugen? Ganz einfach: Stellen Sie sich vor, Sie sagen laut die Affirmation «Ich bin Nichtraucher und werde es immer sein!» und wenden auf diesen Satz die Klopftechnik an. Wenn es noch irgendwelche emotionalen Blockaden oder Zweifel gäbe, die Sie daran hindern, tatsächlich voll und ganz an diesen Satz zu glauben, dann würden diese mit Hilfe der Klopftechnik gelöst – ganz egal, ob Sie die Blockaden bewusst wahrnehmen oder nicht.

Die Arbeit mit Affirmationen im Rahmen der Klopftechnik funktioniert also nicht, weil diese «hineingeklopft» werden, sondern weil durch das Klopfen diejenigen Blockaden gelöst werden, mit denen Sie sich noch daran hindern, wirklich an die Affirmation zu glauben. Behalten Sie dies in Ihrem Bewusstsein, während Sie weiterlesen, denn nun kommen Sie an den letzten und sicherlich schönsten Schritt Ihres rechten Weges: die Landkarte für Ihre Freiheit.

☞ **Aufgabe:** Füllen Sie das Arbeitsblatt «Meine Affirmationen» aus. Finden Sie mindestens fünf Affirmationen, die beschreiben, wie Ihr ganz persönlicher rechter Weg in die Zukunft weitergehen soll. Beispiele könnten sein: «Ich bin ein gesunder Nichtraucher» oder «Ich beginne jeden Tag mit einem Lächeln». Seien Sie kreativ! Um die Suche zu erleichtern, versetzen Sie sich kurz mental ein Jahr in die Zukunft ... wie werden Sie sich fühlen, ein Jahr nach dem Aufhören? Was fühlt sich gut an? Wie ist Ihr Tagesablauf als gesunder, glücklicher Nichtraucher? Die Antworten auf diese Fragen sind perfekte Affirmationen für die Gegenwart! Wenn Sie diese Affirmationen gefunden haben, dann integrieren Sie sie in Ihr Leben: Entweder indem Sie sie auf kleine Zettel schreiben und in Ihrer Wohnung verteilen (denken Sie an den Badezimmerspiegel!) oder sie sich, ähnlich wie einen Werbeslogan, immer wieder vorsprechen. Sollten Sie dabei innere Widerstände spüren, wenden Sie die Klopftechnik an, und Ihr Weg in die absolut rauchfreie Zukunft ist frei!

Arbeitsblatt «Meine Affirmationen»

....

....

....

Schlusswort: Sie haben es geschafft!

Herzlichen Glückwunsch, Sie sind mitten auf Ihrem rechten Weg! Denken Sie daran zurück, was wirklich funktioniert hat, was Ihnen wirklich geholfen hat, bis hierher zu kommen. Werfen Sie diese Dinge, ganz besonders die Klopftechniken, nie über Bord, sondern beginnen Sie auch in der Zukunft sofort wieder zu klopfen, sobald Sie eine Notwendigkeit spüren. Sie werden damit noch ausgeglichener durchs Leben gehen als viele Nichtraucher. Ich wünsche Ihnen von Herzen alles Gute auf Ihrem Weg in Ihre Freiheit!

8 Anhang

Der Autor

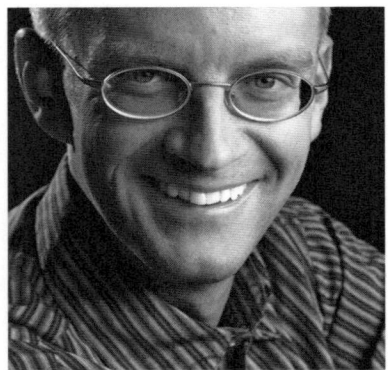

Dirk Treusch ist freier Trainer, Coach und Supervisor. Er bildet Ärzte, Psychologen und Heilpraktiker in der therapeutischen Anwendung der Energetischen Psychologie und der Hypnosetherapie aus. Außerdem führt er Ausbildungen zur effektiven Anwendung dieser Techniken in Coaching und Beratung auch für Nichttherapeuten durch und bietet Seminare zur Rauchentwöhnung und zur Gewichtsreduktion an. Er ist zertifizierter Ausbilder der National Guild of Hypnotists (USA), der größten und ältesten Hypnosegesellschaft der Welt. In seiner Praxis verwendet er eine Kombination der nach seiner Erfahrung besten Techniken zur Rauchentwöhnung, zur Gewichtsreduktion und zur Behandlung von Ängsten und Blockaden. Als freier Trainer und Referent folgt er seinem besonderen Anliegen, die in der Öffentlichkeit noch kaum bekannten Möglichkeiten der Energetischen Psychologie und der Hypnose bei großen Veranstaltungen sowie in Radio und TV bekannt zu machen.

   In über zehnjähriger Tätigkeit als IT-Manager und Consultant hat er alle Kontinente bereist und war vom Potenzial der Menschen stets mehr beeindruckt als von den Möglichkeiten der Maschinen. Auf seiner Suche nach den effektivsten Methoden, mit denen Menschen ihre Lebensziele erreichen können, lernte er von den erfolgreichsten Coaches der Welt persönlich: Richard Bandler, Anthony Robbins, John La Valle, Paul McKenna, Gary Craig und vielen anderen.

In über fünfjähriger Arbeit hat Dirk Treusch das hypnotherapeutische Konzept *Frei ohne Rauch*® entwickelt, das auf einer Kombination aus Energetischer Psychologie und Hypnosetherapie basiert. Auf Basis dieses Konzepts führen er und sein Team Intensivseminare zur Rauchentwöhnung sowie Einzelbehandlungen durch. So finden die Seminarteilnehmer und Klienten die nötige Unterstützung für die Entscheidung zur letzten Zigarette und den Weg in die Freiheit.

Auf der Website des Autors **www.klopfen-gegen-rauchen.de** finden Sie laufend aktualisierte Fragen und Antworten zur Anwendung des Buches. Hier können Sie auch persönlich Kontakt mit dem Autor aufnehmen und Fragen stellen. Ebenso finden Sie dort weitere Informationen zu seinen Konzepten und Seminartermine.

Dank

Der erste Dank gebührt Ihnen: Ich bin zutiefst dankbar dafür, dass Sie, liebe Leserin, lieber Leser, mir erlauben, Sie dabei zu unterstützen, wertvolle Jahre Ihres Lebens zu gewinnen; denn im Schnitt leben Raucher, die frei werden, zehn Jahre länger. Die Möglichkeit, tausendfach dabei helfen zu dürfen, dass Menschen diese Lebensjahre gewinnen, ist für meine Arbeit eine große Motivation.

* Dr. Michael Bohne danke ich für sein Engagement bei der Umsetzung der Buchreihe *Energetische Psychologie praktisch*. Es war ein großartiges Erlebnis, mit ihm als Herausgeber ein Buch zu realisieren, denn seine Anregungen und Rückmeldungen waren stets undogmatisch und an unserem gemeinsamen Ziel orientiert. Was kann man sich mehr wünschen als einen Herausgeber, mit dem man stets freundlich, gemeinsam und als echtes Team in erstaunlich kurzer Zeit das Ziel erreicht?

* Mathias Maul danke ich für die immer wieder neuen Perspektiven, die

er mir als Trainer, Coach, Therapeut, Supervisor, Marketingexperte und technisches Multitalent aufgezeigt hat. Ohne seine schnelle und feinfühlige Unterstützung wäre dieses Buch sicher nicht zu dem geworden, was es ist.

* Marcus Zimmermann danke ich für die hervorragend passenden Illustrationen der Klopfpunkte. Als Autor, der «beim Zeichnen eines Strichmännchens manchmal die Arme vergisst», freue ich mich besonders über die tolle Umsetzung.

* Bernd Gottwald vom Rowohlt Verlag danke ich für das Lektorat, das es mir ermöglicht hat, mich ganz auf den Inhalt und das Ziel dieses Buches zu konzentrieren.

* Gary Craig danke ich für eine Begegnung, die mein Verständnis für die Einfachheit von Klopftechniken geprägt hat.

* Anthony Robbins danke ich für das tiefgreifende Erlebnis, das ich durch seine charismatische und hochenergetische Umsetzung des Dickens-Prozesses hatte. Durch Tonys Anregung hat dieser Prozess Einzug in meine Arbeit und auch in dieses Buch gehalten.

* Dr. Carol C. Look danke ich für zahlreiche Anregungen zu den emotionalen Aspekten der Rauchentwöhnung und zu deren Umsetzung in der Energetischen Psychologie (Look 2001).

* Terence Watts danke ich für Anregungen zur hypnotischen Rauchentwöhnung, die mich zur Entwicklung eigener Konzepte inspiriert haben.

* Cornelie C. Schweizer danke ich für ihre umfangreiche wissenschaftliche Arbeit zum Thema «Hypnotherapie bei Nikotinabusus» (Schweizer 2003), aus der einige wichtige Erkenntnisse in meine Arbeit eingeflossen sind.

* Ute Schramm danke ich für ihr herzliches emotionales Coaching, ohne das ich vermutlich weder dieses Buch geschrieben noch manch anderes Ziel in meinem Leben erreicht hätte.

* Sonja Schratter danke ich für ihre liebevolle Beherbergung in inspirierender Umgebung, ansteckende Gelassenheit, Aufmunterung und Internetanschluss, als ich kurz vor dem Abschluss des Manuskripts stand.

* Meinen Eltern danke ich dafür, dass sie nie ihren Glauben an mich verloren haben, und für das großartige Geschenk, zusammen als Familie Heilung erleben zu dürfen.

* Dem kleinen Kater Nathaniel danke ich für die regelmäßige und durch Besetzen der Tastatur unterstrichene Erinnerung an notwendige Arbeitspausen.

Literaturtipps

Bohne, M., Eschenröder, Chr. T., Wilhelm-Gößling, C. (Hrsg.): Energetische Psychotherapie – integrativ. Hintergründe, Praxis, Wirkhypothesen. Tübingen 2006.

Bohne, M.: Feng Shui gegen das Gerümpel im Kopf. Blockaden lösen mit Energetischer Psychologie. Reinbek bei Hamburg 2007.

Bohne, M.: Einführung in die Praxis der Energetischen Psychotherapie. Heidelberg 2008.

Bohne, M.: Klopfen gegen Lampenfieber. Sicher vortragen, auftreten, präsentieren. Reinbek bei Hamburg 2008.

Feinstein, D., Eden D., Craig, G.: Klopf die Sorgen weg. Reinbek bei Hamburg 2007.

Gallo, F. P.: Energetische Psychotherapie. Kirchzarten 2000.

Gallo, F. P.: Handbuch Energetischer Psychotherapie. Kirchzarten 2002.

Gallo, F. P., Vincenzi, H.: gelöst, entlastet, befreit. Klopfakupressur bei emotionalem Stress. Kirchzarten 2001.

Kronshage, U.: Klopfen gegen Schmerzen. Signale verstehen – Selbsthilfe aktivieren. Reinbek bei Hamburg 2008.

Lambrou, P., Pratt, G.: Emotionale Befreiung. Reinbek bei Hamburg 2005.

Look, C. (2001): Quit Smoking Now with Energy Therapy. A Training Manual. New York.

Mehmke, H.: Klopfen gegen Arbeitsfrust. Motivation und Lernlust steigern. Reinbek bei Hamburg 2008

Müller, J. V.: Den Geist verwurzeln. Die Namen der Akupunkturpunkte als Bindestrich der Psycho-Somatik. München 2001.

Schweizer, C. (2003): Hypnotherapie bei Nikotinabusus. Dissertation an der Eberhard-Karls-Universität Tübingen.